# 統合失調症から回復するコツ
――何を心がけるべきか――

著
渡部和成

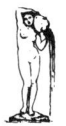

星和書店

*Seiwa Shoten Publishers*

*2-5 Kamitakaido 1-Chome
Suginamiku Tokyo 168-0074, Japan*

# Knacks in Recovering from Schizophrenia

What should we keep in mind to realize the recovery?

by
Kazushige Watabe, M.D., Ph.D.

©2009 by Seiwa Shoten Publishers

## はじめに

　本書を皆さんにお読みいただくに当たって，まずもって，私がなぜ，この本を書こうと思い立ったかについてお話ししたいと思います。

　私は，統合失調症治療を専門としている精神科医として，これまでに2冊の統合失調症の治療に関する本を出版してきました。簡単にこの2冊について振り返ってみますと，1冊目の『新しい統合失調症治療』（アルタ出版，2006年）では，患者さんが治療の中で心のドラマを話せるようになることの大切さ，仲間と行う集団での患者心理教育と家族心理教育の治療的重要性，患者さん自ら主体的に治療に参加することの必要性と意義を述べていまして，2冊目の『統合失調症をライトに生きる』（永井書店，2007年）では，統合失調症という名称の理解の仕方や病名告知のあり方と，統合失調症は人間的な病気で患者さんが前向きに軽やかに生きられるようになることが統合失調症治療の目標であることを説明いたしました。また，この2冊において心理教育と併用して効果的な新しい統合失調症治療薬とその使用法について説明しました。言い換えますと，私は，1冊目の本で治療が真の統合失調症治療であるための必要条件をお示しし，2冊目の本で統合失調

症治療の本当のゴールをお示ししたことになります。そうしますと，統合失調症治療のゴールとそのゴールに到達するための必要条件については，すでにご説明してきたことになりますが，治療が真の統合失調症治療であるための十分条件については，未だご説明していないということになります。

　統合失調症は，原因不明の疾患ですから，真の意味での十分条件を知ることは不可能です。しかし，患者さんが病気を克服しうまく生きていけるようになるための臨床上の十分条件は知ることができるであろうと思います。

　コツという言葉があります。コツというのは，あることを為すための洗練された必要不可欠な技術や心構えということでしょうし，それさえマスターしておれば事が成るというものでありましょう。ですから，統合失調症から回復するコツを知り活用することは，真の統合失調症治療をし続けることの十分条件であると言ってよいのであろうと思います。その統合失調症から回復するコツを私の統合失調症治療経験と照らし合わせて，これから本書で探っていきたいと思います。

　したがって，私は，前著の2冊を補完すべく，本書で私が考えている統合失調症から回復するコツについて，患者さん，ご家族，医療者のすべての方々に分かっていただけるように詳しくご説明したいと思っております。お読みいただいた後，このコツを身につけ活用して，多くの統合失調症患者さんが，ご家族と医療者に援助されて，安心し自信を持って治療を続けつつ社会参加できるようになっていただければと思っております。

この本は，決して私だけの力で出来上がったものではありません。この本は，私と一緒に統合失調症を克服するために頑張っていただいている患者さん，そのような患者さんを支えておられるご家族，情熱を持ってチーム医療を推進していただいているスタッフの皆さんの心の結晶だと思います。心から感謝いたします。この本をこれらすべての人々に捧げたいと思います。

# 目　次

はじめに　iii

**第1章　患者のコツ**——1

1. 統合失調症という病気の理解　1
2. なぜ統合失調症であることを認められないのでしょうか　5
3. どうすれば統合失調症を受け入れられるのでしょうか　6
4. 統合失調症理解を促す最良の治療法　8
5. 私の統合失調症治療を最もうまく行えた症例　9
6. 私の患者心理教育への参加を契機に日常生活が軌道に乗った2症例　18
7. 統合失調症から回復するための患者のコツ　22
8. 普通になるということ　25

**第2章　家族のコツ**——27

1. 統合失調症の患者さんを持つご家族は大変です　27
2. 病気回復に対するご家族の視点を変えましょう　29
3. 家族心理教育は何を目指しどう行われるとよいのでしょうか　35
4. 家族心理教育を経験した家族の変化に安心し病状が安定しはじめた症例　40
5. ご家族が患者さんを支えるための具体的なノウハウ　42

(1)幻聴や妄想への対処　42

　　(2)自閉・引きこもりへの対処　45

　　(3)不眠傾向への対処　45

　　(4)常日頃からのコミュニケーション　46

　　(5)患者-家族間の新しいコミュニケーションがみられるようになった症例　47

　6.　家族のコツ　50

## 第3章　医療者のコツ———53

　1.　どんな統合失調症治療薬を使うべきか　53

　2.　"鎮静"ではなく"賦活"が統合失調症治療では必要です　56

　3.　統合失調症治療では薬物療法と患者心理教育が重要です　57

　4.　統合失調症の入院急性期の薬物療法と患者心理教育の要点　59

　5.　クライエント・パスは効果的です　61

　6.　服薬コンプライアンスではなく服薬アドヒアランスが重要です　62

　7.　短期教育入院の有用性について——統合失調症の慢性期通院患者の薬物療法と患者心理教育　64

　8.　医療者のコツ　76

## 第4章 アリピプラゾール（aripiprazole）を使うコツ——79

1. Aripiprazole の効能　79
2. Aripiprazole の治療効果は鎮静または静穏にあるのではなく賦活にあります　83
3. 前頭葉の活性化と化学的ロボトミー（chemical lobotomy）　85
4. Aripiprazole を使うコツ　86
5. 症例にみる aripiprazole の効果　92
   (1) 救急入院症例　92
   (2) 初回入院症例　96
   (3) 初発通院症例　99
6. 他の抗精神病薬から aripiprazole へのスイッチングについて　101
7. 他の抗精神病薬から aripiprazole へのスイッチングがうまく行えた難治入院症例　102
8. Aripiprazole の効果を表現している患者と家族の言葉　106

## 第5章 精神とレジリエンス——109

1. 統合失調症患者のレジリエンス　109
2. 病からの回復のために患者さんのレジリエンス・精神に働きかけましょう　110
3. プラセボ効果と前頭葉の活性化　111
4. 患者心理教育はレジリエンス・精神の活性化を介して病からの回復を促します　112

## 付録　113

　1. クライエント・パス　115
　2. クライエント・パス（患者による治療経過評価）の活用にあたって　127

文献　131

あとがき　135

索引　137

著者略歴　151

# 第1章

# 患者のコツ

## 1. 統合失調症という病気の理解

　統合失調症は，患者さんにとって，治してもらう病気ではなく，自らが治していく病気です。

　この章では，統合失調症の患者さんご自身に分かっていただきたい回復するためのコツについてお話ししたいと思います。

　統合失調症の患者さんの中には，自分が統合失調症だと知らない方，知らされていない方，統合失調症だと知らされていても受け入れようとしていない方，受け入れても理解していない方が非常にたくさんいらっしゃるのではないでしょうか。そこで，まず統合失調症という病気の理解をすすめるためのお話から始めたいと思います。

　概して人は，死や突然の病気を観念的には受け入れていても，本音では自身の命が永らえることと健康が損なわれないことを信じ，自分だけはそんな不幸な目に遭うはずはないとばかりに思い込んで，あるいは死や病気を意識から遠ざけて，生きているのだ

ろうと思います。そうでなくては人は生きづらいでしょう。ですから，人は病気になっても，なかなか自分が病気になったということを認めようとしなかったり，たとえ認めても重い病気ではなくなるべく軽い病気だと思おうとしたりするものでしょう。それが人の心理だろうと思います。

しかし，そうはいっても，人は妙に胸の辺りが苦しいとか，のぼせたり頭が痛かったりして，命にかかわる可能性やその不安を自覚する場合には，不安に駆られて病院を受診します。そして，病院で心電図を取ったり血圧を測ったりして，医師に心臓が悪いようだとか血圧が高いようだと指摘されれば，人は自分の病気を受け入れ理解し，健康を維持し命を守るために医師の指示に従って，薬を飲んだり日常生活で用心し無理をしないようにしたりするでしょう。自身の限りなく永く続いてほしい命を守るために。

また心臓病や高血圧のように明確な苦しみを伴うことはありませんが，心臓病や脳卒中などの原因として，最近とみにポピュラーになってきているメタボリック・シンドローム（内臓脂肪症候群）についても，その危険性を指摘されれば，人はその指摘を受け入れ，食をコントロールし運動をこころがけ，場合によっては服薬することを受け入れるでしょう。

このように客観的なデータを示して説明されれば，たとえ病気を受け入れたくなくても，病気の理解と治療はスムーズにいくものです。

では，心の病気の場合はどうでしょうか。最近では統合失調症やうつ病のみならず，いわゆるノイローゼである神経症であって

も，心の病気は，人の身体の器官である脳に機能異常が存在すると言われるようになっています。心臓が調子悪い，肝臓が調子悪い，胃が調子悪い，などと同じレベルで脳が調子悪いのです。脳だけ特別視することは変でしょう。ですから，心の病気を身体の病気と区別して特別視するのは妥当ではなく，心の病気でも他の身体の病気と同じように，病院を受診し医学的専門的治療を受けることは必要なこととなります。しかし，心の病気については，その機能異常をなかなか数値や形態による客観的なデータで示すことが困難ですので，その病気の重症度を納得してもらえるように客観的に説明することができません。また，病院で専門的治療を受ければこんなに数値や形態が改善しますよということを示すこともできません。このようなことが災いして，心の病気を正確に理解して他の身体の病気と同じように気軽に病院での治療を受けていただいたり，社会で形成されてきた偏見をなくしたりすることが困難になっています。

　統合失調症の場合について考えましょう。

　統合失調症は，どのような脳の病気なのでしょうか。統合失調症は，100人に1人の割合でみられる病気で，認知機能障害（記憶力低下，注意集中困難，判断力低下，計画性低下など）をベースとして，陽性症状（幻聴，妄想，滅裂な会話，奇異行動，興奮など。医学的には，幻聴は対象なき聴覚とされ，妄想は訂正不能の誤った考えと定義される），陰性症状（引きこもり，意欲低下など），抑うつ症状（憂うつ，無力感，絶望など）などの症状や社会機能の低下がみられる脳の病気（前頭葉，側頭葉，大脳辺縁

系などの機能異常）であると考えられます。やはり早期発見早期治療が有効な病気です。しかし統合失調症は，歴史的に長期にわたる社会の無理解から，まるで排除すべき不治の病であるかのように誤解され偏見の目で見られていて，治療の開始が遅れがちな病気です。

　統合失調症は脳という身体の器官の病気だから，病院で早期に治療すべきであると社会的に理解されるようになれば，統合失調症の患者さんは自分の精神的不調を早期にご家族に伝え，ご家族は病状を正しく受け止め，早期の段階で病院を受診し医師に相談することができ，早期に統合失調症の専門治療が始められるでしょう。このように，統合失調症に対する社会の態度が十分に啓発され変わることが，統合失調症治療にとって最も大事なことだろうと思います。しかし，今すぐ社会に対する啓発を始めたとしても，今ここでつらい状況にある統合失調症の患者さんを救うことはできません。

　では，どうすればよいのでしょうか？

　それは，統合失調症の病名自体に答えを求めるべきだと思います。

　「"統合失調症" という名には，"回復できる" と書いてあるよ。頑張ろう」（ここで大事なことは，"統合失調症" という名を，「統合」，「失調」，「症」と区切って読み，"今は，心や行動をまとめること《統合》がうまくいっていない《失調》けれども，回復する《症》" 病気だと説明することです）と，患者に分かりやすく伝え理解してもらうことが，患者の治療意欲を導き出し，治療

および療養をうまく軌道に乗せることにつながると思います[3]。このことが，他の病気での患者に客観的データを見せて病気と治療について分かってもらうことに匹敵するものであろうと思います。

　もうひとつ，すべきことがあります。先ほど申し上げた社会という言葉の中には，当然統合失調症の患者さんも含まれています。したがって，患者さん自身が，統合失調症に対する偏見とそれから生じる否認や諦めを無くさなくてはなりません。患者さんを救うのは患者さん自身ですから。

　統合失調症の患者さんが，偏見から解放され病気であることを認め，"回復する"と病名に書いてあるということを読み取り，頑張り続けることができれば，治療がうまくいきます。そうすれば回復できます[3]。

　多くの統合失調症の患者さんは，そこのところをうまく理解できていないのだろうと思います。

## 2. なぜ統合失調症であることを認められないのでしょうか

　患者さんが統合失調症であることを認められないのは，患者さんの統合失調症についての偏見や理解不足だけによるのではないのだろうと思います。

　統合失調症の発症には，過大なストレスの存在がきっかけとなっていると考えられます。そのストレスに耐え忍び，自分を取り

巻く現状を自分なりに分析し，自分を保つために一生懸命に考え思いついた判断や理解（幻聴，妄想）や対処の仕方（引きこもり，興奮）が間違っていると言われれば，患者さんは立つ瀬がなくなってしまうでしょう。ですから，患者さんは，今自分が住んでいる世界が精神的に病的な世界だとは思えない（否認）のでしょう。無理もないことかもしれません。

　だからといって，社会から孤立し自分の人生を失ってしまうことは悲しいことです。統合失調症の患者さんには，なんとか統合失調症であることを受け入れ，病的状況を改善し社会に参加できるようになってほしいと思います。

## 3. どうすれば統合失調症を受け入れられるのでしょうか

　では，どうすれば患者さんに，今自分が住んでいる内的世界は精神的に病的な世界であると分かっていただけるのでしょうか。

　医師に統合失調症の説明を受ければよいのでしょうか。これが妥当なように思われるかもしれませんが，実は，医師の説明は大抵効果がないのです。患者さんは，医師から統合失調症の説明を受けても，右の耳から左の耳へと素通りして覚えていませんし，分かろうともしていません。では，医師からではなく24時間そばにいてくれたり親身になって世話をしてくれたりする看護師に統合失調症だと言われた場合はどうでしょうか。この場合も結果は同じです。

　しかし，先ほど述べましたように統合失調症を「統合」，「失

調」,「症」と区切って読み,統合失調症という名称の文字は回復できることを意味していると理解してもらうことで,患者さんの統合失調症の理解を大きく変え,治療をスタートさせることはできます。その場合でも,それだけでは決して患者さんに心から納得してもらえることにはならないのです。

では,統合失調症の患者さんは,だれに言われたら素直に,自分は統合失調症だと納得できて病識を持つことができるようになるのでしょうか。

その人物は,統合失調症の患者さん自身だろうと思います。読者の皆さんは,一体どういうことなのだろうかと訝（いぶか）っておられるであろうと思います。説明しましょう。患者さんは,「あなたは統合失調症です」と言葉を介して理性的にだれかに言い聞かされるのではなく,明るい表情で統合失調症の体験を話しつつ自己紹介している患者さんの姿に接して,心を揺さぶられる経験をしたとき,「あの人（話している患者さん）に似ている。自分も統合失調症かもしれない」ということが,言葉や理性を介することなく,ダイレクトに感情を介して心に伝わって初めて,自分は統合失調症だと納得して病識を持てるのだろうと思います[2,3]。つまり統合失調症の患者さん自身が,自分は統合失調症かもしれないとハッと気がついて,自分が自分自身に教えられて初めて,自分は統合失調症であると心から思えるようになるのです。患者さんに統合失調症を受け入れてもらい病識を持ってもらう方法は,これしかないのだろうと思います。

## 4. 統合失調症理解を促す最良の治療法

　統合失調症理解を促す最良の方法を具体的にお話ししましょう。私は勤務している病院で，統合失調症の治療として集団精神療法（精神療法とは，言葉を使って心の問題の解決を図る治療法）の患者心理教育を行っています。病識を獲得するための患者心理教育（「幻聴君と妄想さんを語る会」[2,3,4]：次項参照）は次のようにしています。

　20人ほどの統合失調症の患者さんたちに集ってもらって，「自分たちは統合失調症である」と宣言し，仲間と体験（症状のことで，幻聴・妄想・自閉・暴力などがある）への対処法を話し合っているビデオを観てもらっています。ビデオを観た後で，参加患者全員にビデオに関する感想や意見を話してもらっています。すると，ビデオの中で統合失調症だと言い，自分（会に参加している患者さん）の体験と似た体験を幻聴や妄想という言葉を使って紹介している患者さんの姿を見て，会に参加している患者さんは，「自分もビデオの中の患者さんと同じ統合失調症かもしれない，でも自分もビデオの中の患者さんと同じように回復できるかもしれない」と，素直に思い始めるのです。また，自分と一緒に会に参加している他の患者さんたちの中にも自分と同じ感想を話す人がいることを知ることが，このような素直な理解に向かうことを後押しするのです。

　これが，統合失調症の患者さんに，今自分が住んでいる（内

的）世界は精神的に病的な世界であり現実世界ではないのだということを分かっていただけて，病識を獲得していただく最も有効な方法なのです。そのような体験をすれば，患者さんは安心して，鎧を脱ぎ捨て医療に身を委ねられるようになるのです。

　要は，みんな（統合失調症の患者さんたち）が一緒に勉強し力を出し合って回復に向かうことが最も大切なことなのです。

## 5．私の統合失調症治療を最もうまく行えた症例

　ここで症例を紹介しましょう。お断りしておきたいのですが，本書で症例を紹介する際には，プライバシーの保護のため，症例の理解に支障がない部分では内容を改変して記していることをご了解願いたいと思います。

　【症例1】　Aさん　30歳代　男性
　　患者Aさんは，30歳代独身で母親との2人暮らしをしている会社員の男性です。母親と一緒に私のもとを訪れました。「9～10年前から嫌がらせをされている。2年前から音に敏感になっている。1年前からは，会社で悪口を言われたり嫌がらせをされたりしている。会社の産業医もグルだ。だから，調子が悪いということで診察をしてもらったが，産業医には本当のことを言ってはいない。産業医にうつ病だと診断され，パキシル®（paroxetine）（抗うつ薬）を飲んでいるが全然良くならない」，「街を歩いていると，車が自分に向かって突っ込んで

来ようとしたり，轢き殺されそうになったりする。地下鉄の中でも監視されている。タクシー会社もグルだ。郵便局員もグルだ。命を狙われているから，防弾チョッキを着ずには外出できない」，「母も信用できない。毒が入っていると思うと食べられない」などと強張（こわば）った硬い表情で幻聴や妄想を述べていました。実際，Aさんは，初診時に防弾チョッキをワイシャツの下に着ていました。Aさんは，自分の病気について調べてファイル化していると言い，持参したファイルを見せてくれました。その中には，うつ病や統合失調症や他の精神疾患に関するたくさんの資料が入っていました。私は，ファイルを見ながら，その場でAさんの病気はうつ病ではなく統合失調症であることを話し（病名告知），薬物療法だけではなく病気の勉強（患者心理教育の6つのプログラム[2,3]：表1-1）を同時にすることが是非とも必要であることを説明しました。勉強会は週2回ずつあるので，通院より入院での治療の方が効果的であると説明し，入院治療を勧めました。しかし，Aさんも母親も入院治療を断り通院での治療を希望しました。それでも，私が，防弾チョッキを着ていないと外出できない状況や母親を信用できない家庭のことを考えると，入院して治療した方が落ち着いて治療でき，早く良くなると再度粘り強く説明しましたところ，Aさんは入院治療を受け入れ，3日後に任意入院（患者が自らの意思で入院する入院形態）することになりました。

　入院治療経過は次のようでした。

　Aripiprazole 12 mg, lorazepam 1 mg, flunitraze-

表 1-1. 患者心理教育の6つのプログラム

- **幻聴君と妄想さんを語る会**：統合失調症の患者が，自分の体験（症状）と対処法を話しているビデオ（幻聴，妄想，暴力，自閉，回復がテーマ）を観た後，参加患者の意見や感想を述べ合う会。認知集団精神療法。感情レベルでの自然な病名告知となる。これまでに，のべ3129人が参加し，1回につき平均18.1人が参加している。

- **幻聴教室**：冊子を用いて，幻聴を症状ではなく体験として受け止め，対処法を学ぶ会。認知集団精神療法。これまでに，のべ925人が参加し，1回につき平均14.9人が参加している。

- **新しい集団精神療法**：スライドを用いて，統合失調症の疾患理解・治療法・リハビリなどについて学ぶ会。治療の栞と治療戦略ノートを用いて，スライドで勉強したことを復習確認することも行う。これまでに，のべ972人が参加し，1回につき平均13.7人が参加している。

- **フォーラムＳ**：幻聴君と妄想さんを語る会に参加したことがある患者が集い，精神症状と日常生活についてフリートークする会。話し合うテーマは，参加患者から募集しているので，毎回異なり，何になるかは始まるまで分からない。これまでに，のべ1346人が参加し，1回につき平均19.0人が参加している。

- **栄養健康教室**：スライドを用いて，肥満防止のための栄養摂取法と運動法について勉強する会。BMI（body mass index：肥満度を表す），有酸素運動について学ぶ。これまでに，のべ720人が参加し，1回につき平均17.6人が参加している。

- **ライト会**：入院中に患者心理教育プログラムに参加し病識を獲得したが，十分に社会復帰ができていない通院患者が集ってフリートークする会。自助組織の会。これまでに，のべ23人が参加し，1回につき平均3.3人が参加している。

表 1-2. 抗精神病薬の種類

- **第1世代**…chlorpromazine, haloperidol などの定型抗精神病薬（$D_2$ 受容体拮抗薬）
- **第2世代**…risperidone, perospirone, olanzapine, quetiapine, blonanserin の非定型抗精神病薬（$D_2$ 受容体拮抗薬）
- **第3世代**…aripiprazole（非定型抗精神病薬，$D_2$ 受容体部分作動薬）

表 1-3. 薬物療法の種類

- **単剤療法**…抗精神病薬を1種類だけ使用して治療する薬物療法。
- **多剤併用療法**…複数の抗精神病薬を使用して治療する薬物療法。高力価の薬と低力価の薬を組み合わせて治療する方法などがあるが，複数の抗精神病薬を併用した治療が単剤療法より優っているという証拠はない。複数の抗精神病薬を用いて治療していると，どの薬が効いているのかや，副作用が出た場合にはどの薬が原因なのかが分からない。
- **大量療法**…抗精神病薬の1日薬用量がクロルプロマジン換算で 1000 mg を越す薬物療法。

pam 1 mg, brotizolam 0.25 mg/日の処方で薬物療法を始めました。ここで aripiprazole とは，エビリファイ®のことでドーパミン神経系安定化薬（dopamine system stabilizer：DSS）という第3世代抗精神病薬（表1-2）の統合失調症治療薬です（詳しくは第4章で説明します）。Lorazepam はベンゾジアゼピン系の抗不安薬で flunitrazepam と brotizolam は睡眠薬です。したがって，この処方は，抗精神病薬については aripiprazole だけ1種類の単剤療法（表

**表 1-4. クライエント・パスの特徴**

・急性期入院治療のツールである。
・クリニカルパスでは，患者が医療者に評価・指示されるものだが，クライエント・パスでは，患者が自ら入院治療経過を医療者（看護師と精神科ソーシャルワーカー）と相談しながら評価するもので，評価の主体を 180 度転換したものである。
・3 カ月の入院期間を初期，回復前期，回復後期の 3 期に分ける。規定の基準をクリアできれば次の段階に進む。
・症状，日常生活動作，患者心理教育参加度などの評価項目がある。

---

1-3）と言えます。

　入院翌日（第 2 病日：「病日」は，入院日数の単位）の午前中の診察時に A さんは，「緊張感がある。調子悪い」と述べ，A さんの方から診察を早々に打ち切りました。午後には，患者心理教育の「幻聴君と妄想さんを語る会」（テーマは自閉）（表 1-1）に参加しましたが「気分が悪い」と言って中途退出しました。

　第 3 病日には「（入院していても聞こえるが）オートバイの音は嫌がらせだと思う。『この人が A さんだ』と言う声がする。ここが突き止められたかと思う」と幻聴や妄想の強い訴えがありました。退院をほのめかすような身体の不調の訴えが強く出ていました。

　第 4 病日，クライエント・パス（入院治療経過を患者自身が評価する急性期のツール）（表 1-4，巻末付録参照）を開始しました。A さんは，クライエント・パスでの入院治療の目標

には「今の状態が病気なのか現実なのかを見極める。病気であれば治療に専念する」と記し，病識のないことが窺われました。

第9病日，診察時「入院して最初の2日は，環境のせいで嘔気があったりしたが，今は大丈夫だ。殺される不安はないが，誰かが見張っていて，報告が行くのではと思う」と妄想を述べていました。同日，「幻聴教室」（表1-1）に参加し，完全には幻聴と認めていない様子がみられましたが，自分なりの幻聴への対処法を述べていました。

第10病日，入院時カンファレンス（患者が入院して1週間ぐらいの時点でインフォームド・コンセントにのっとって，患者と家族に入院治療に関する説明を行う。1コマ約20分）をAさん，母，主治医の筆者，コメディカルスタッフの看護師，精神科ソーシャルワーカー，作業療法士，音楽療法士が参加して行いました。

第17病日，「気持ち的にもどっしり構えて，焦らず治そうと思うようになった。不安感は減った。声はしないが，バイクの音が気になる。母のことを100％は信頼できない」と程度は減弱しているものの幻聴や妄想を述べていました。私は，薬の効果が不十分であると判断し，aripiprazole と lorazepam を増量し，aripiprazole 18 mg, lorazepam 1.5 mg, flunitrazepam 1 mg, brotizolam 0.25 mg/日の処方としました。この処方を退院まで継続しました。同日，「新しい集団精神療法」（表1-1）に参加し，「脳の病気だと知らなかった。驚愕だった。薬の副作用についてよく分かった」と述べ，

病気と治療薬についての情報を知って驚いたようでした。

　第23病日,「しんどい日はあるが,70％ぐらい普通に戻っている感じだ。一瞬,幻聴かなと思うことはあったが,それ以外に幻聴はなかった。外出しても狙われている感じはなく,自然体でいられる。母とは,ふたりで（病気について）じっくり勉強しようと話している。入院せず家にいて治療していたら,こんなに早く楽になっていなかっただろうと思う」と述べ,大変穏やかになっていました。同日,「フォーラムS」（テーマは①1日の暮らし方,②薬について）（表1-1）に参加し,「今は心が穏やかになって眠くなることがある。不安や外からの刺激がないからだと思う。以前は音が気になって眠れなかった」とか「入院した初めは,薬を飲んだときは効果が分からず居ても立ってもいられない感じだった。家だったら薬を飲んでいなかったと思うし,（患者心理教育に外来から参加することにしていては参加しなかったであろうし）訓練できなかったと思う。入院後,数日してから薬に慣れてきた。今は薬の効果が出ている」と述べました。

　第30病日,「幻聴君と妄想さんを語る会」（テーマは回復）に参加し,「以前は,自分のことを超人だと思っていたが,凡人だと分かった」と述べました。

　第31病日,「頭が楽になったように思う。集中できるようになった。クリアだ。昨日『凡人になった』と言ったのは,以前自分は,自分の行動をチェックされている特殊な人間だと思っていたが,普通になったということで,以前は無理をしてい

て妄想になっていたのだと思う。今は武器（幻聴や妄想への対処法）を身につけたので，以前のようにはならないと思う。しかし，会社はストレスだったので辞めたい」と病気であったことを認め，今後の回復への自信を見せましたが，職場復帰は嫌がっていました。

　第32病日，母親が家族面接に訪れ「本人は，患者心理教育に出た後，自分も統合失調症だと認めることができたと言っているし，自分（母親）から見ても（本人は）病識が持てたように思う」と述べていました。

　第38病日，「外出して地下鉄やバスに乗ってみたが，監視されていることはなかった。防弾チョッキは着ずに外出した。心の余裕が出た」と，今は幻聴や妄想がなく，安心して生活できていることを述べました。

　第40病日，退院しました。

　クライエント・パス終了時のアンケートでは，次のようにAさんは答えていました。クライエント・パスは，「初期の時点から良いものだと思っていた」し，「評価するときに，入院期間全体のどの辺りに自分がいるかがよく分かった」し，「その都度気をつけなければいけないことがよく分かった」ので良かった，としていました。患者心理教育では，「幻聴君と妄想さんを語る会」が最も良かったとしていました。

　退院後は，Aさんは規則的に通院し服薬（退院時と同じ処方）も遵守しています。退院後約3カ月が経ったころ，「元の会社に復帰しようと思っているので，少しずつ生活リズムや日

課を考えていきたい」と述べていました。Ａさんは，入院時には会社を辞めると言っていましたが，落ち着いてきた今考えてみて，会社に復帰するつもりになったようでした。

　母親は，Ａさん入院中から家族教室に参加しはじめ，退院後も継続して参加しています。

このＡさんの症例は，私の統合失調症に対する治療工夫のすべてをご家族と患者さんが共に受けたという素晴らしい症例で，その治療工夫の効果を明らかに具体的に示すものだと思います。

Ａさんは，長期間にわたって病識なく未治療でいましたが，ご家族と共に私のもとを受診し，私の説得により入院治療を受け入れました。Ａさんは，入院中に単剤療法の薬物療法を受けるとともに，患者心理教育をしっかり受け，病状が改善し，病識を獲得し，対処法を身につけて，退院していきました。退院後は，積極的に患者心理教育に継続参加し，嫌っていた元の職場への復帰を見据えて，日常生活を送れるようになっています。Ａさんのご家族は，家族心理教育に参加し，Ａさんに対して病気について一緒に勉強していこうと励まして，Ａさんを支えています。Ａさんは，このように思い切って入院した結果，効果的に薬物療法と患者心理教育をしっかり受けることができました。

　薬物療法については，Ａさんも認めているように，初めの２～３日間は緊張と不安から嘔気・身体的不調を訴え，服薬に対しやや拒否的なところがみられていました。入院２週間では，落ち着いてきたものの幻聴と妄想が残存していましたので，抗精神病

薬を増量しましたところ，その後1週間でほとんど幻聴や妄想は消失したように見えました。私は，統合失調症治療の初期〜早期での薬の処方はダイナミックであるべきだ（一時的には，抗精神病薬の用量を多くしたり，補助薬を併用したりすることも初期の症状を急速に軽減するために必要である）と唱えていますが，Aさんの症例での薬物療法の結果もこの私の持論を支持していました。

　この症例が示していることは，病気だと認めがたくても，入院し患者さんの仲間と一緒に勉強し，適切な薬物療法を受けると，病気であることが納得でき病識ができ病気に打ち克つことができ，勉強したご家族に支えられて社会復帰できるということです。

## 6. 私の患者心理教育への参加を契機に日常生活が軌道に乗った2症例

【症例2】　Bさん　30歳代　女性

　X−15年頃より易怒的で対人関係上のトラブルが多く，仕事に就いても長続きしなくなりました。姉が心配し，2カ所の病院を受診させましたが通院しませんでした。X−5年9月，幻聴がひどく近所への迷惑行為がありましたので，母親に連れられ当院を受診し医療保護入院（患者の入院治療の同意が得られず，家族の同意を得て患者を入院させる治療形態）しました。

　入院翌日（第2病日），病棟で私は統合失調症の病名告知を

しましたが,「周りがひどい。母が勝手なことをした」などと言い,怒って統合失調症であることを認めませんでした。しかし入院2週間目（第14病日）に,統合失調症の患者心理教育に参加しはじめました。入院1カ月目（第30病日）の診察時に,「私は,今まで病気だからうまくいかなかったと思う。頑張って治療していきたい」と言うまでになりました。また同日の患者心理教育に参加し,「私は4年前から幻聴に悩んでいたし,それが本当の世界だと思ってきた。ここに来て,やっと自分がどういう病気かを知った」と述べ統合失調症を受け入れていました。さらに,入院1カ月半目（第42病日）の患者心理教育では,「皆さん（患者心理教育に参加している他の患者さん）の話を聞くことで,自分が病気だと気づいて,薬を飲んで,病気との付き合い方を知って社会復帰につなげていきたい。病気とうまく付き合う方法を知りたい。不安があって,物事をうまくできないことで,被害的になっていたように思う。考え込まないことにして,明るく考えていくことで,乗り越えていけると思う」とまで述べるようになりました。

　2カ月の入院治療を経て,X−5年11月に退院しました。その後,約5年が経過した現在（X年8月）まで毎週通院して,服薬もしっかりできています。現在でも診察時に「私は何も変わっていない。家にいる時,悪口を言う声がする。外へ出る時,2～3人集っているところを見ると,自分のことが言われているように思うし,自分が見張られているようにも思う。でも大丈夫だ,薬を飲んでいるから」と述べています。これは,

Bさんが退院してから現在まで一貫して述べていることです。
Bさんは，独居の生活ですが訪問看護を受けてうまく生活しています。

Bさんは，入院前では病気を認めず，家族に促されても通院せず，薬も飲まないという状況でしたが，入院して病名告知と患者心理教育を受けたことを契機に，自分が統合失調症であることを受け入れました。退院後はうまく統合失調症の病状を管理して，家族に言われるからではなく自らの意思で約5年間も規則的に通院・服薬して，社会復帰できていると言えるでしょう。患者心理教育は，これほど患者を変えてしまう力があるのです。

## 【症例3】 Cさん 50歳代 女性

X－4年頃から「ストーカーされている。盗聴器・隠しカメラが仕掛けられている。隣人が壁を叩き嫌がらせする。見張られている」などと言い，転居を繰り返していました。実家に戻ったのですが，X－3年からは喋らず昼夜逆転した生活になり，妹が精神科病院に連れて行っても，睡眠薬をもらうだけだったり，薬をもらっても飲まなかったりで通院しませんでした。その後，食べず風呂にも入らなくなりましたので，X－2年7月，妹が心配し知人の力を借りて，患者を車に乗せ私のもとに連れて来ました。しかし，患者は受診を拒否し車から降りようとしませんでしたので，看護師に車から連れ出され医療保護入院となりました。

入院2週間目（第14病日）の朝の診察で「大分良い。実家にいるときは音が聞こえたり命令されたりしてひどかった。今は全くない。入院して良かった」と述べましたが，病識はありませんでした。同日の夕，「幻聴君と妄想さんを語る会」に参加して，「自分と似ているところがあった。前は，自分だけがこんなふうなのだという思いがあったが，今は，自分だけじゃなく，似たような人はいっぱいいるのだと分かった。自分は病気なのだ」と述べました。

　その1週間後（第21病日)の診察時には，「ビデオがすごく効いた。ビデオを観たことで自覚が始まった。人生が明るくなった。驚きの自覚だ。自分だけ特別だと思っていた。あきれて物が言えないほど自分はどうかしていた。今，幻覚・妄想だったと分かった。病棟の中では，人と比較して自分はまともだと思うだけで，自覚は絶対無理だったと思う。入院する直前は，隣の人の声が自分のことを言っている，誰かが指示している，テレビを通じて自分に言ってくる，と思い込んでいた。今は全くない。ビデオを観た途端に余計良くなった」と述べました。

　第51病日に退院しました。

　Cさんは，たった1回の「幻聴君と妄想さんを語る会」の患者心理教育を経験しただけで，がらっと変わってしまいました。Cさんは，今回入院治療するまでは，病気を否定し病院に通院することすらしなかったのですが，現在まで退院後2年間も1人で規則的に通院し服薬も守っています。

このケースでも，「幻聴君と妄想さんを語る会」という患者心理教育には，見違えてしまうほど患者を変えてしまう力があることが分かります。

　この2症例から，患者心理教育（「幻聴君と妄想さんを語る会」）には長期効果があるらしいことが十分に分かると思います。そこで，臨床データとして3年非再入院率（退院後3年間再入院や通院中断をしないで通院を続けている患者さんの割合）を調べました。患者心理教育（「幻聴君と妄想さんを語る会」）参加者の3年非再入院率は0.450で，患者心理教育不参加者（0.192）と比べて著しく高く，患者心理教育には，少なくとも3年間は続くノーマライゼーションにつながる良好な長期効果があるという結果が得られました（図1-1）[4]。

## 7．統合失調症から回復するための患者のコツ

　ここまでお読みになってお分かりいただけたことと思います。患者さんが統合失調症という病気を十分理解しないままに，「私はそんな病気ではない」と否認するのは，苦しさから逃れるチャンスを失い，たった1回の大事な人生を台無しにしかねない残念なことです。統合失調症という病名は，回復する病気であると主張しているのです。そのような統合失調症であると認めることが病識を持つということです。しっかり病識を持つことが必要です。

　統合失調症の患者さんは，自閉した世界に住み内的言語に惑わされ，間違った解釈で現実世界を見てしまっているので，社会と

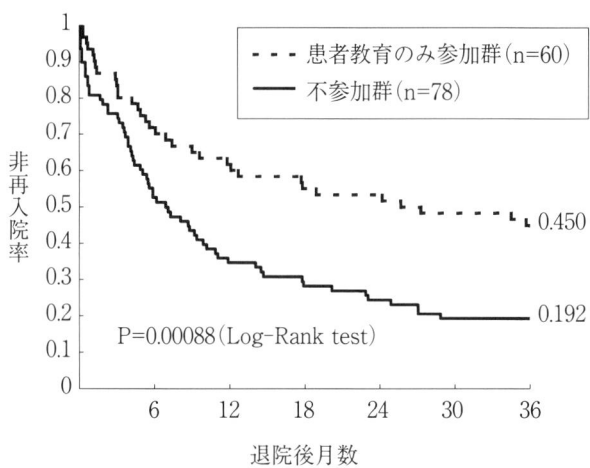

**図1-1. 患者心理教育の長期効果（3年非再入院率）**
文献4）より引用

の交流がうまくできていません。そんな日常の状況から他者に連れ出され病院を受診し，医師に病気であると言われ，患者さんが薬（抗精神病薬）を飲み始めたとしましょう。これは，確かに回復への一歩となります。しかし，患者さんが統合失調症という病気について十分に理解せず，唯唯諾諾と薬を飲んでいるだけでは，患者さんは社会との交流をうまくできるようにはなりません。こんな病気は自分だけだと思い，他者とのコミュニケーションを避けたまま過ごすことになってしまうでしょう。

　他者とコミュニケーションする訓練（患者心理教育）を受けず

にいて，人生の希望や目標を持てないまま過ごしてしまうことは避けましょう。

　統合失調症の患者さんは，薬を飲みながら，他の患者のみんなと一緒に勉強して対処法を身につけることが大事です。統合失調症の患者さんは，統合失調症であると自認している患者さんの仲間が，こうするとうまくいくよと言っていること（対処法）を知って真似するとよいでしょう。そうすることが統合失調症に打ち克つ最も効果のある方法です。

　ここで，幻聴や妄想への対処の仕方についてお話ししましょう。

　幻聴や妄想は無くなることが最も良いことですが，無くなるというのはなかなか難しいことです。幻聴や妄想はあってもよいですが，幻聴や妄想に振り回されてはいけません。これは幻聴，それは妄想と，現実との区別ができなくてはいけません。では，どうすればよいのでしょうか。

　幻聴は，内的世界の言葉（声）や音であり現実世界の言葉（声）や音ではないのですから，幻聴は聞き流し無視しましょう。幻聴に背を向けることは，心のエネルギーを無益な幻聴との闘いで無駄使いせずに貯めることになります。貯めたエネルギーで，注意を幻聴から他へ向ける具体的方法（口を使う，耳を使う，身体全体を使う，趣味を行うなど）[1]を実行したり，他者と交わったりしましょう。

　"無視する"ことと"注意を他へ向ける"ことという2つのやり方が出てきましたが，この両者の関係はどうなのでしょうか。幻聴を"無視する"ということは対処の基本ですが，"無視する"

ということは,相手すなわち幻聴を気にかけている,幻聴に関わっているということになりますから,このままでは十分な対処にはなっていないのです。幻聴を無視した後に"注意を他へ向ける"ことができて初めて,幻聴への対処が完成するのだと思います。

　被害妄想は,現実世界に関する間違った解釈ですから,もし自分が生きることに不利なことを自分が考え始めたら,すべて妄想だと判断し考えるのをやめてみましょう。それが難しければ,考えすぎるのは心のエネルギーの使いすぎだと思い,とりあえず考えるのをやめましょう。そういう習慣を身につけることが大事です。

　統合失調症の患者さんは,病識を持ち続けて幻聴や妄想に対する対処法をうまくおこなって,焦らず無理をせず一歩一歩社会参加のレベルを上げていきましょう。今日一日頑張って病気を管理して生きれば必ず明日が来ます。今日の安心は明日の安心のもとになります。安心を積み重ね強化しましょう。明日が来つづければ一生が大丈夫になります。

　それがコツです。

## 8. 普通になるということ

【症例4】　Dさん　20歳代　大学生
　　Dさんは,3カ月の入院治療後,1カ月のデイケア通所を経て大学に復帰しました。Dさんは頑張って授業に出て卒業で

きました。公務員になりたいと予備校に通っていたとき，Ｄさんは地下鉄の中で，何か漠然とした緊張感を感じました。そして，自分と今乗り合わせている人とは，どこか違うのだろうかと考えました。自分が薬を飲んでいることが違っているだけで，他は同じだ，薬を飲むのをやめれば全く同じで"普通"になれると思ってしまいました。薬をやめたＤさんは，その後間もなく自閉するようになり再入院となってしまいました。

　統合失調症の患者さんの中には，Ｄさんのように"普通"にこだわっている方が多くいらっしゃるのではないでしょうか。しかし，人が"普通"に生きているとは大変なことなのです。"普通"に生きるとは，注意・記憶・判断・計画性を高度に機能させつつ，意欲・希望を持って自己管理して社会的な行動をしていることをいうのです。統合失調症は認知機能障害が症状の基盤ですから，統合失調症の患者さんが，"普通"に生きることはなかなか大変です。患者さんは，一足飛びに"普通"に生きるんだと意気込まずに，無理をせず"条件付きの普通"から始め，回復するにつれてだんだんとその条件を緩和していけばよいとすべきです。これが回復への近道で，急がば回れです。決して無理をしてはいけません。健常者でも一人ひとりが，異なった"自己制限を課した中での普通"の日常を送っているのでしょうから。

# 第2章

# 家族のコツ

## 1. 統合失調症の患者さんを持つご家族は大変です

　統合失調症は，思春期から青年期にかけて発症することが多く，大抵は遅くとも40歳までには発症する脳の病気（40歳を過ぎても発症することはありますが，詳しく生活歴を聞きますと，やはり若い頃から調子が悪かったという人が大半です。しかし，実際に40歳を過ぎてから発症する場合もあり，その場合は晩発性統合失調症といいます）で，基本的には，自閉し，現実世界とのスムーズなコミュニケーションが困難となり，社会機能が低下する病気です。

　自閉とは，自分の内的世界に閉じこもることをいいます。多くの患者さんの場合は，結果的に物理的・空間的にも引きこもってしまいがちです。

　しかも統合失調症は，糖尿病や高血圧のように長期の療養を必要とする慢性疾患で，回転ドア現象と言われるような頻回の再発・再燃を繰り返しやすい病気です。

第1章でも述べましたが，統合失調症の患者さんは，自閉し病識を持てず病気であることを否認しがちですので，ご家族が心配し病院を受診するように促しても，なかなか受診しようとはしないものです。受診しても，薬を飲まなくなったり通院をしなくなったりするケースにも非常によく遭遇します。また入院が必要であってもそれを患者さんに理解してもらえない場合もしばしばあります。ご家族が患者さんに治療を受けさせたいと思っても，その時々で，患者さんが興奮したり暴力的になったりすることがありますので，ご家族は困ってしまいます。

　発症後，長い年月にわたって，ご家族はこのような統合失調症の患者さんのそばにいて，患者さんを支えていかねばならないことが多いので，統合失調症の患者さんを持つご家族は大変です。

　そのようななかで患者さんを支えていくためには，ご家族も統合失調症についての偏見をなくし，知識を高め，病気への対処法や患者さんへの対処法を身につけることが大事です。そうしないと，ご家族も1回しかない大事な一生をうまく生きられないようなことになってしまいかねません。ご家族が意欲を持って統合失調症について勉強すれば，必ずそのご家族は救われます。そうなれば，患者さんも救われるのです。

　しかし，統合失調症についての勉強を家族一人でやろうとするのは，大変ですし難しいことです。同じ境遇にある家族の仲間と勉強することが大事で，最も効果的に勉強することができます。この勉強といいますのは，学習による統合失調症に関する知識の獲得であることはもちろんですが，それ以上に，もっとご家族に

とって大事なことを知ることをいいます。それには仲間の存在が大きく影響するのです。

## 2. 病気回復に対するご家族の視点を変えましょう

　私は，勤務している病院で8回1クール（月2回開催。1回は1時間30分のセッション）の「家族教室」（勉強のテーマは，脳の病気，原因と経過，治療，リハビリテーション，問題解決法，幻聴の擬似体験）[1,4,5]と教室終了後にエンドレスに続く「みすみ会」（月1回開催。1回は1時間30分のセッション。「家族教室」の復習的要素を持っている）[4,5]とからなる集団療法としての家族心理教育を2001年から7年間継続して行っています。ここで「みすみ会」については，よく「家族会なのですか？」という質問を受けますが，「みすみ会」はいわゆる家族会ではなく，あくまでも「家族教室」の延長としての勉強会（「家族教室」の復習の場。家族の仲間との継続した情報交換の場）です。つまり，私は統合失調症患者を持つ家族に対してエンドレスの勉強会を行っていることになります。

　2005年までのデータで見てみますと，「家族教室」参加者全体の52％の方々が，8回全部に参加し教室を終了しています。そして，その教室終了者の57％の方が「みすみ会」に参加しています。かなり多くのご家族の方々が，エンドレスに勉強しようとしているのがお分かりいただけるだろうと思います。

　「家族教室」には，2001年4月からこれまでに，のべ約1800

人が,「みすみ会」には,同年9月からこれまでに,のべ約1600人という多くのご家族が参加しています。平均しますと,「家族教室」には1回につき13人ほど,「みすみ会」には1回に21人ほどのご家族が参加しています。参加者の続柄では,母親が最も多く,次いで父親が多いですが,兄弟や子ども,他の親族の場合もあります。両親が揃って参加しておられるケースも少なからずあります。患者さんの現況については,当院に入院中の場合が最も多く,次いで当院に通院中,他院に通院中の順になっています。毎回,さまざまなご家族が参加し,みんなで勉強しています。

「家族教室」に参加するご家族に教室開始時にお聞きしますと,無理もないことですが,「家族自身が苦しい」,「患者がなんとかならないか」,「どうすれば患者が良くなるのか」との焦りや不安の気持ちから,家族心理教育に参加して来ておられるようです。ところが,「家族教室」を終了したご家族からは,「統合失調症の理解が進み不安が軽減しただけでなく,"家族の仲間"ができたことが良かった」という意見が多く聞かれます。この"家族の仲間"は,患者心理教育での"患者の仲間"と同様な治療上の役割を持っていると,私は考えています。つまり,家族がお互いに"自然と"教師役となり,良き理解者で慰め合う同志となって,支え合う集団を意識できるようになることが良いのだろうと思います。さらに,エンドレスの勉強会である「みすみ会」では,いろいろな段階のご家族がいますので,「家族教室」と比べて,よりいっそう多彩な教師役の集団となるため,より効果的です。つまり,入院中の患者さんを持つご家族,退院した患者さんを持つ

ご家族，入院を繰り返している患者さんのご家族，なんとか患者さんの再入院を防ぐのに大変な状況で頑張っているご家族，通院だけで治療している患者さんのご家族，他の病院や医院に通院している患者さんを持ち悩んでなんとかしたいと私の家族心理教育に参加しているご家族，5年以上継続して参加しているご家族，参加しはじめて間もないご家族，いろいろな続柄のご家族など，多彩なご家族が集って勉強し，情報交換することになりますから，非常に効果的なのです。

　また，「家族教室」に全回参加し終了したご家族は，患者さんを支えるうえでの，家族としてのあるべき姿・態度が分かっただけにとどまらず，患者さんに変化を要求するのではなく，ご家族の方が変化すれば患者さんも良くなるだろうという思考の転換ができはじめます。私は，この思考の転換が大事だろうと思っています。つまり，病気回復に対するご家族の視点を変えましょうということです。

　このようなことが，端的に現れている例として，3組の「家族教室」参加家族のある教室での実際の言葉を紹介しましょう。

### 【症例5】 Eさんの母親

　「この教室に参加することによって，病気について回り道をせず学習できました。また，同じ悩みを抱えている方々が他にもいることが分かったことで精神的に救われました。発病後の家族の役割については，抽象的には理解できましたが，個別にはどう接してよいのかと悩むこともあります。大袈裟かもしれ

ませんが，絶望のどん底のような心理状態でしたので，こちらでいろいろとご指導いただきましたことに心から感謝致します」

　この方は，家族教室に参加した意義として，①効果的に勉強できて統合失調症についてよく理解できた，②同じ病気の患者を持ち同じ悩みを持っている家族の仲間ができた，③患者が回復するための家族の役割が分かった，④総合的に家族自身が精神的に救われた，の4つを挙げています。すなわち，一人で悩み，暗中模索で打ちひしがれていたご家族が，敵（統合失調症という病気）を知り戦友（一緒に勉強する家族の仲間）ができ戦略（家族の役割）も分かってきたことで，元気になっている姿が窺えます。今後は，「家族教室」参加以前より余裕を持って，統合失調症の患者さんを持つ家族として患者さんの回復のために前向きになれるであろうと思います。

【症例6】　Fさんの母親（患者は他院に通院中）
　「おろおろしていて，どのように子どもと接したらよいか分からず，また，私の心が不安で先が見えず失望していたとき，こちらを紹介してもらって参加させていただき，統合失調症治療の全体を見られるようになりました。今は，患者である息子といる時を大切に過ごしていきたいと思っております。ありがとうございました」

この方は，家族教室の効果として，統合失調症治療の全体像がつかめたと言っておられます。つまり，統合失調症がどんな病気で治療法に何があるかなどが分かって良かったというだけではなく，抱えている統合失調症患者を力まず自然体で支えていく家族のあり方が分かったと言っておられるのだろうと思います。この方は，これからは患者さんと一緒になって統合失調症からの回復に向かうことができるのだろうと思います。ご家族の落ち着いた静かな心が感じられます。

## 【症例7】 Gさんの父親／Gさんの母親

　Gさんの母親：「12年間になりますが，日々悪戦苦闘しながら今日まで来てしまいました。教室に出て，（患者が）良くならなければいけないというのではなく，諦めというか，（患者の）ありのままを受け入れなければならないと思うようになりました。人から言われたのではなく，ここに来てようやく，そう思えるようになりました。今までいろんな（患者に対する）不満を言ってきましたが，自分（母親）に都合の良い考えばかりだったのだと思います。ここ（教室）で勉強して，長い道のりを越えてやっと病気を受け入れ，患者に寄り添って生きていくことが一番大切だと思うようになりました」

　Gさんの父親：「教室に参加して，ぼやっとですが分かってきたように思います。自分（父親）が楽になれば患者も楽になるんじゃないかと思います」

この両親の患者さん（Gさん）は，現在当院に通院中の慢性患者です。この発言は，8回シリーズの「家族教室」最後の8回目にあったものです。それまでの「家族教室」でも毎回のように発言されていましたが，発言はすべてGさんの病識のなさや抑制の利かない行動などを非難するhigh EE（家族の患者に対する感情表出《EE：expressed emotion》が高いこと。次項参照）的な内容のものばかりでした。ですから，この8回目の教室での発言を聞いた私はびっくりするとともに感激したことを覚えています。

　Gさんの母親の「病気を受け入れ，患者に寄り添って生きていくことが一番大切だと思うようになった」，「人から言われたのではなく，ここに来てようやく，そう思えるようになった」という言葉と，Gさんの父親の「ぼやっとだが分かってきた」という言葉は，ご家族が思考の転換を行った結果，湧き上がってくるように心から分かったということを示しています。この言葉は，非常に大きな意味を持った素晴らしいものであり，患者のGさんにとって最も助けとなるものであろうと思います。この両親の発言は，受容（無条件の愛）と共感（相手の立場に立った理解）というあるべきご家族の患者さんに対する基本態度に通じるものであり，患者さんを温かく包み込むものであると思います。

　ところで，「家族教室」に参加したご家族の中には，初めて参加した教室で私に対し，「どうして自分は今までこのような教室に参加しなかったのか」とご自身を責める発言をされるご家族がいらっしゃいます。「勉強しようとすればできたのに，どうして，今までしてこなかったのだろうか」という自責の念が高まってこ

られるのでしょう。そのようなときには，私は，「偶然の連続が人生であると言えますから，偶然勉強する機会を得た今を大事にして，今から頑張って勉強して変わっていけばよいのです。今からきちっと勉強を始めれば，必ず良い方向へ向かえると思います。皆さん方は，今と同じように，今までもその時々で，できる限りの努力をしてこられたのでしょうから，自分を責める必要はありませんよ」と答えています。

　思い立つ日が吉日です。今この本を読んでおられる読者の中に，統合失調症の患者さんを持つご家族がいらっしゃいましたら，今この瞬間から統合失調症を理解しようとし，頑張っていこうとなさればよいのです。

## 3. 家族心理教育は何を目指しどう行われるとよいのでしょうか

　患者に対する感情表出が低い家族（low EE 家族）（表 2-1）では，統合失調症患者の再発・再燃が少ないと言われています。そうだとすれば，単純に考えますと，治療としての家族心理教育の役割は，参加家族に low EE 家族になってもらうように指導することということになるでしょう。また low EE 家族になることが家族心理教育の効果と言えるでしょう。

　はたしてそうなのでしょうか？

　以下に，2008 年の第 104 回日本精神神経学会総会で発表したデータを基にしてお話しします[6]。

表2-1. Low EE 家族とは

---
・EE（expressed emotion：感情表出）が低い家族のこと。感情表出の感情とは，家族が患者に向けて表出する感情のこと。
・EE の構成要素には，①批判的コメント，②敵意，③情緒的巻き込まれすぎ，④温かみ，⑤肯定的コメントの5つがある。
---

　私は，「家族教室」に参加した人の EE を自記式多項目評価表の FAS（Family Attitude Scale：120点満点で50点以上が high EE）で判定していますが，実際，私の行っている「家族教室」の結果では，入院治療し退院した患者さんのご家族で「家族教室」を終了した人のうちの87％は low EE でした。

　「家族教室」開始時と終了時の両方の EE を測れたご家族だけで比較しますと，「家族教室」開始時に high EE だったご家族では，当然と言ったら語弊があるかもしれませんが，全員が「家族教室」終了時には EE が下がって low EE になっていました。また，「家族教室」開始時に low EE であったご家族では全員（100％）が終了時にも low EE で，その大多数（72％）は，「家族教室」終了時にはさらに低い値の low EE になっていました。家族心理教育の効果は low EE 家族になることだとすれば，このデータからすると，私が行っている「家族教室」は治療的有効性が顕著であると言えるでしょう。

　事実そうだとは思いますが，しかし日本人の特徴なのか，あるいは「家族教室」に参加しようというご家族の特徴なのかは知れませんが，参加家族の実に65％では，「家族教室」開始時にすで

|  | 開始時 EE | 非再入院率 |
| --- | --- | --- |
| low EE 家族 | 27.8 [12.5] | 0.938 |
| high EE 家族 | 59.6 [6.2] | 0.875 |

※ EE 値は，平均［標準偏差］で表記。

図2-1．Low EE 家族と high EE 家族（「家族教室」開始時）での
１年非再入院率

に low EE なのです。この値は，先ほどの87％との差を5％の危険率で有意検定しますと p = 0.058 で，有意傾向はありましたが有意差はありませんでした。家族教室に参加すれば low EE になるということはキャッチフレーズにはなりにくそうです。しかし，参加家族のほとんどで EE が低下するとは確実に言えそうです。ご家族の EE が下がれば，患者さんは楽に安心して家庭で療養できるようになるだろうと思います。

ところで，入院治療し退院した患者さんの１年非再入院率（退院後１年間，再入院も通院中断もしない患者の割合。入院治療法の効果を測る１つの指標になる）は，「家族教室」開始時に low EE であったご家族では高く，high EE であったご家族では低いかといいますと，そうではないのです。「家族教室」開始時に low EE であっても high EE であっても「家族教室」終了家族の患者さんでは，１年非再入院率は両者で差がなく高いのです（図2-1）。

一方，「家族教室」を中断したご家族では，「家族教室」開始時

|  | 1年非再入院率 | P値 |
| --- | --- | --- |
| 終了家族 | 0.917 | 0.037 |
| 中断家族 | 0.640 | — |

＊P値の0.037は，両家族で1年非再入院率に明らかな差があることを示している。

**図2-2.「家族教室」終了家族と中断家族での1年非再入院率**


に low EE であっても high EE であっても，1年非再入院率は終了家族より明らかに低いのです（図2-2）。

したがって，家族にとって大事なことは low EE か high EE かではなく，「家族教室」に中断することなく頑張って参加し，家族の仲間と一緒に勉強しつつ，医師が繰り返し伝える統合失調症治療で大事な家族の役割についてのメッセージを素直に受け止め，他の参加家族の話を聞き，心の余裕を取り戻し拡大して，病気回復についての思考の転換をご家族ができるようになることであろうと思います。「家族教室」終了後に EE が下がるのは，そのひとつの表れだと思います。ですから，low EE 家族だから勉強しなくてもよいというのではなく，また high EE 家族だけを集めて家族心理教育をすればよいというのでもなく，すべてのご家族が家族の仲間と一緒に勉強するべきなのです。

つまり，ご家族は，今を嘆かず，患者さんを責めず，回復を焦らず，回復を諦めずに，患者さんとの精神の絆（「心と精神は別のもので，心は病んでも精神は病まない」というドイツ式考え[2]）

表 2-2. 心と精神

- 心と精神は別のものである（ドイツ式考え）
- 心は病んでも精神は病まない
- 精神は，人の命をまっとうさせる不変のものである
- 心は，統合失調症の症状に支配され圧倒されがちなもの
- 統合失調症治療は，患者が不変の精神に支えられつつ，心を症状に負けない心へと変身強化させるのを援助することである

における"精神"。症状に振り回される心に影響されない患者さんの"精神"とご家族との絆は確実に存在し続けている）（表2-2, 本書第5章, 文献4の第7章参照）を確認強化していくことが大事であろうと思います。そうすれば，患者さんもご家族を信頼し安心して，統合失調症に打ち克つ努力をしていこうとするようになるでしょう。その結果，患者さんの非再入院率は高くなり，患者さんのノーマライゼーション（健常者と一緒に住んで自己決定権を持って社会に参加すること）が実現されるはずです。

　ご家族は，進んで家族心理教育に参加し，家族の仲間と心の荷(統合失調症という慢性疾患の患者さんを持つご家族の苦しさと悲しみ)を分かち合い，心の荷を担うためのご家族自身のエネルギーを維持しましょう。

　これが家族のコツです。

## 4. 家族心理教育を経験した家族の変化に安心し病状が安定しはじめた症例

【症例8】 Hさん 20歳代 女性

X－8年，不安を訴え，あるカウンセリングセンターに通っていました。X－7年，不眠・食欲不振で精神科クリニックに通院しはじめました。X－6年5月，「人の言うことがよく分からない」と訴え，6月，母に甘えたり興奮して暴力を振るったりするようになったため，当院を受診し入院しました（第1回入院）。同年10月退院し，その後は通院していましたが，X－5年3月，拒薬し不眠で，緘黙になったり興奮し物を投げたり母を蹴飛ばしたりと情動不安定になったため，再入院しました（第2回入院）。

入院後約2年が経過したX－3年5月に主治医交代し，私が主治医になりました。私は，Hさんに統合失調症の病名告知をし，患者心理教育への参加を促しました（前主治医は病名告知をせず患者心理教育には参加させていませんでした）。前主治医の薬物療法は多剤併用大量療法でした（5種類の抗精神病薬を使用し，1日薬用量はクロルプロマジン（chlorpromazine：CP）換算3016 mg/日でした）が，私は最終的に第2世代抗精神病薬の単剤療法（1日薬用量はCP換算800 mg/日）に切り替えました（一般的に，抗精神病薬の薬用量は，CPという薬剤での等価用量に換算して検討する）。

その後、Hさんは、患者心理教育で、病気であるのは自分だけではない、自分も社会に参加できるのだと感じ取り、退院の希望を持てるようになっていました。また、幻聴や妄想への対処法を学習して、幻聴に支配され情動不安定になるようなこともなくなりました。X－3年9月退院しました。しかし、X－3年11月頃は、不安定になり3週間ほど入院しましたが、入院期間中のほとんどは外泊していました（第3回入院）。その後も、X－2年3月～5月（第4回入院），X－1年3月～4月（第5回入院）と2回再入院しています。しかしX－1年4月退院後は、現在まで再入院することなく通院しています。

ここでHさんの5回の入院期間を見てみますと、第1回は4カ月、第2回は2年6カ月、第3回は3週間、第4回は2カ月、第5回は1カ月となっており、また通院期間は、順に5カ月、2カ月、2カ月、10カ月、16カ月となっていました。入院期間は、第3回を除きますと、第2回から後は、だんだんと短くなっていると言えます。反対に、通院期間は、第3回目の退院後の通院期間からだんだんと長くなっていると言えます。

Hさん自身は、第2回の入院中に患者心理教育に参加し、Hさんの両親は、第4回の入院中から家族心理教育に参加するようになっていました。それまでは、このご家族はhigh EEでしたが、この時から、ご家族がlow EEになりはじめていましたので、Hさんの心には、安心と両親への信頼が増し

てきたように思います。Hさんは，この頃の診察で，「家で安心できている。家族の雰囲気が変わってきたので楽だ。(自分のことを家族に)分かってもらえるようになっていると思う」と述べていました。両親は，家族心理教育の教室で「(患者が)社会復帰を前向きに考えるようになった。表情が生き生きとしてきた」と発言したり，「最近は勉強をして患者(Hさん)も家族も賢くなったと思う。家族は勉強したおかげで上手に患者に接することができているようだ」，「(患者は)波があってもなんとかやれている。この状況が続くとよい」と述べるなど，明らかな low EE 家族に変わっていました。

　図2-3にみられるように，患者自身が患者心理教育に参加することによって得られたHさんの安心は，両親が家族心理教育に参加し患者への接し方が変わったことによって増大したように思われます。このような背景があってこそ，Hさんの入院期間の短縮化と通院期間の長期化が実現したのだと思います。

　この症例から，患者さんの病状安定には，いかにご家族の力(家族の変化)が大きく影響するか，家庭のあり方がいかに患者さんの回復に大事かが，お分かりいただけたであろうと思います。

## 5．ご家族が患者さんを支えるための具体的なノウハウ

### (1)幻聴や妄想への対処

　患者さんの幻聴や妄想に対する基本的な態度としては，第1章

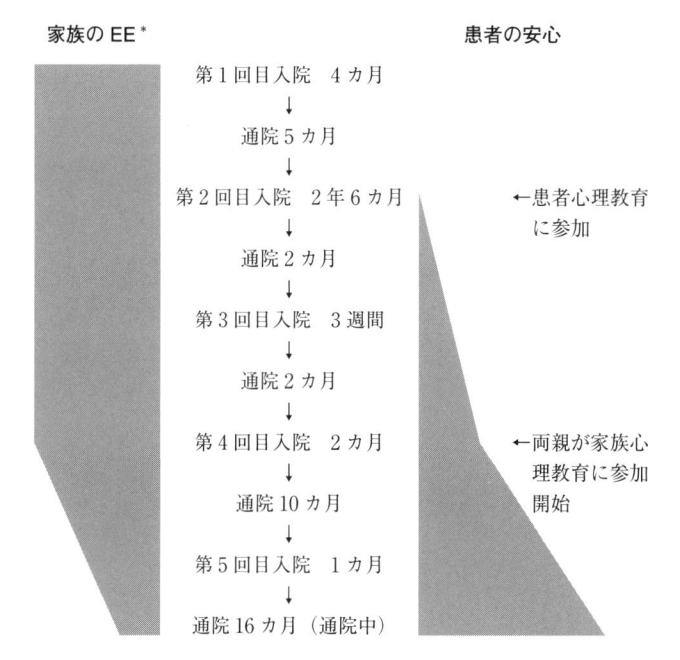

第2章　家族のコツ　43

```
家族の EE*                              患者の安心

              第1回目入院　4カ月
                    ↓
              通院 5カ月
                    ↓
              第2回目入院　2年6カ月      ←患者心理教育
                    ↓                    に参加
              通院 2カ月
                    ↓
              第3回目入院　3週間
                    ↓
              通院 2カ月
                    ↓
              第4回目入院　2カ月        ←両親が家族心
                    ↓                    理教育に参加
              通院 10カ月                 開始
                    ↓
              第5回目入院　1カ月
                    ↓
              通院 16カ月（通院中）
```

＊EE：expressed emotion（家族の患者に対する感情表出）

**図2-3．症例Jさんの安心と家族のEEの変化**

で述べましたように，幻聴や妄想はあってもよいけれども，患者さんが幻聴や妄想と現実との区別ができていることが必要です。幻聴や妄想はつらいものです。幻聴や妄想に振り回されては，もっとつらく苦しくなってしまいます。患者さんが幻聴や妄想と現実との区別をうまくできるようにサポートすることがご家族の役目です。

　幻聴や妄想に対するご家族の態度としては，否定も肯定もいけ

ません。幻聴や妄想の内容を否定すれば，患者さんは理解してくれないと怒りますし，否定は患者さんを刺激します。幻聴や妄想の内容を肯定すれば，患者さんの症状を強化してしまいます。では，一体どうすればよいのでしょうか。それは，まず"聴く"ということです。ウン，ウン，ナルホドと聴くのです。

そして，患者さんが興奮して話し出したら，ご家族は患者さんとふたりで考えてみようという態度を取りましょう。そのうちに，患者さんの興奮は弱まってくるでしょう。そうしたら，こんなふうには考えられないだろうかとご家族から提案してみましょう。こういう態度を続けましょう。

こんな症例があります。

【症例9】 Iさん　30歳代　男性

Iさんは，よく大金が銀行に振り込まれているはずだから，今から銀行に行くんだと言い出すそうです。Iさんの母親は，Iさんが興奮して銀行へ行くんだと言い始めたとき，次のような態度を取ったそうです。「振り込まれているのだったら，通帳があるはずだから，まずふたりで通帳を探そう」とIさんに言って，実際探しはじめたそうです。妄想ですから，そんな通帳はあるはずもありません。「無いねー」ということで，一件落着です。

このような対処の仕方が良いのだろうと思います。

## (2) 自閉・引きこもりへの対処

　患者さんの内的世界への自閉や物理的・空間的な引きこもりは，患者さんが不安と恐怖から身を守る防衛方法です。ですから，ご家族は，むやみに外（現実世界）へ連れ出そうとするのはいけません。ご家族は，時間をかけて患者さんの不安と恐怖を理解し，患者さんが安心して外に出られる方法を一緒に相談しながら，タイミングよく「一緒に外に出てみよう」と声掛けをしていきましょう。

　まだ抗精神病薬が無かった時代のウィーンの精神科看護師シュビングさんのお話をしましょう。人を寄せ付けず，ひとり毛布にくるまりベッド上から離れようとしない入院患者がいました。医師たちは，無駄だからその患者に関わることをやめなさいとシュビングさんに忠告していました。しかし，シュビングさんは，その患者を外へ連れ出し，さらに，その患者が他の患者の世話をできるようになるまでに回復させることに成功しました。シュビングさんはどうしたと思いますか。シュビングさんは，毎日その患者に拒否されても，ひたすら患者の傍に行き，ただ黙って寄り添っているだけでした。ただ，それだけです[3]。

　これと同じです。焦らず，諦めず，刺激せず，患者さんの気持ちを理解しつつ，ご家族の温かな心を伝えようとすることを続けることが大事な基本です。

## (3) 不眠傾向への対処

　「患者が，睡眠薬をもらって飲んでいるが夜眠れない，眠らな

いから困っている」とおっしゃるご家族がいます。どうすればよいのでしょう。人は，朝起きて夜眠るというリズムが自然で一番楽なはずです。なのに夜眠らないのは，患者に何らかの心理的要因があるのです。このようなときに，眠れないからといって睡眠薬をどんどん増やしても十分な効果は得られません。その患者は，日中の起きている時間が苦しくて，うまく時間を使えていないか，昼に眠って対処している可能性があります。ですから，ご家族は，その苦しみを受け止めるとともに，患者さんが安心してうまく日中の時間を過ごせるように，生活のリズムを整えられるように，少しずつでも体を動かし行動できるように協力してあげるとよいでしょう。患者さんは，日中にうまくエネルギーを使うことができれば，今の薬だけで自然と眠れるようになるはずです。

### (4)常日頃からのコミュニケーション

　私は，ご家族をチーム医療スタッフの一員として位置づけています。ですから，ご家族は治療的態度で接することができるようになれるとよいでしょう。つまり，ご家族は，患者さんを突き放してしまってはいけませんし，患者さんに巻き込まれて患者さんにべったりでもいけません。ということは，患者さんの調子が良い時も悪い時も，いつも一定の距離を保ち，いつでもあなた（患者さん）を支えて援助していくよ，安心しなさいという信号を送りつつ，（患者さんが）できることは無理のない範囲で自分でしなさいと励ます態度を維持することが大事です。この距離がエイメイソン氏の言う"愛の距離"です[1]。そして，日常生活上のさ

まざまな問題に対しては、患者さんと常に相談しながら対策を立てていくことが大事です。これが"問題解決法"です。患者への命令・禁止ではなくて、患者との相談が大切です。これらのベースとなるのは、ご家族と患者さんとの常日頃からのコミュニケーションです。コミュニケーションがないのに、さあ相談しましょうと言っても無理なことです。何気ないコミュニケーションを重ねることにより、患者さんの心が自然に言葉となって溢れ出てくるようになるであろうと思います。ご家族がその言葉（心）を掬い取れれば、患者さんの理解がより容易になるだろうと思います。

## (5)患者-家族間の新しいコミュニケーションがみられるようになった症例

【症例10】　Jさん　30歳代　男性

　**現病歴**：X－7年頃、被害的な幻聴や妄想（「隣人に悪口を言われている」、「馬鹿にされている」、「隣家の音がうるさい」など）が出現して、ある病院に入院しました。退院後は通院し、なんとか薬を飲んでいましたが、X－1年頃から服薬しなくなりました。X－1年6月、自閉的になり、テレビから「死ね」と聞こえるなどと不穏になったために再入院しました。同年8月に退院しました。しかしX年1月、苛々し家族に暴力を振るったり物を壊したりするのでご家族が困り、私のもとに連れて来られ医療保護入院しました。

　第3病日、診察で「『死ね』と聞こえる。ストレスが溜まって物に当たってしまう。親との同居がストレスだ」と、家族と

の不和を述べていました。

第6病日,患者心理教育に参加しはじめました。

第7病日,「ビデオ(「幻聴君と妄想さんを語る会」)の人のように話せればよいと思う。人のいない所にいたり,テレビを観たりしていると,聞こえてくる。前の病院では仲間はいなかった」と述べ,患者心理教育で仲間と話すことの心地良さを感じたようでした。

第14病日,「今は楽にテレビが観られる。自分の状態が変わった。親がわざわざ病院まで来てくれる(Jさんの自宅は,私の病院に来るのに電車で5時間くらいかかる遠方です)ので,(家族がJさんの病気を)治そうというのが伝わってきた」と家族の気持ちを理解した言葉を述べました。

第16病日,「自分は統合失調症だと分かる。今までは病気だと認めていなかった。(この病院で患者心理教育に参加して)自分が病気だと認められるようになったのが良かった。退院したら作業所に通おうと思う。通うのは初めてのことだ」と述べ,本当に病識を獲得し,社会参加しようという意気込みが感じられました。

第23病日,ご家族が家族教室への参加を始めました。ご家族は,Jさんの変化を知りませんし,Jさんをまだ信じられないでいるので,「どうしたら(患者を)うまく病院まで連れて行けるのか。どうしたら(患者を)うまく入院させられるのか」と家族教室で述べ,受容的な病気の理解は全くできていませんでした。

第34病日，Jさんは診察時に「幻聴や妄想と割り切って付き合っていくことが必要だと思う。無視して聞き流してコントロールできそうだ」と述べ，対処法を理解し身につけたようでした。

　第37病日，家族教室でご家族は「うまくサポートできるか不安だ」と退院後の不安を述べました。初めて外泊しました。

　第41病日，患者・家族・主治医（私）・看護師の4人で患者家族合同面接を行いました。その際，ご家族は「幻聴があるあなた（患者Jさん）の苦しさをこれまで理解できていなかった。ごめんなさい」とJさんに謝りました。Jさんはご家族の不安を理解し，今後自宅近くの病院に通院し，作業所に通うという約束をご家族と交わしました。

　第48病日，退院しました。

退院した半月後にも，ご家族は家族教室に参加し，「（患者は地元の）作業所に行っている。今までとは違って，自分の病状を家族に話すようになった。言えるようになって良かった。本当に（患者を）サポートしていけたらよいと思う」と述べ，Jさんの努力を褒め，言葉を介した患者-家族間の感情的交流が窺われ，"愛の距離"を保とうとする，大きく変わったご家族の姿がみられました。

患者さんは，入院早期から患者心理教育に参加することにより，うまく変われますが，ご家族は家族教室に参加し勉強した後，外泊や合同面接の場などを経験して，患者さんの変化を実感できて

初めて変われるものかもしれません。

　患者-家族間の新しいコミュニケーションができるようになれば，もう安心です。

## 6. 家族のコツ

　これまでのお話をまとめますと，家族が心掛けることは次のようになります。

①患者さんの病状安定や回復には，ご家族の力（ご家庭のあり方）が大きく影響します。
②ご家族は，意欲を持って統合失調症について勉強しましょう。
　しかし，統合失調症についての勉強を家族ひとりでやろうとするのは大変で難しいことですので，同じ境遇にある家族の仲間と一緒に勉強しましょう。家族の仲間の存在が大きいのです。家族の仲間と心の荷（統合失調症という慢性疾患の患者さんを持つご家族の苦しさと悲しみ）を分かち合い，心の荷を担うためのご家族自身のエネルギーを維持しましょう。
③ご家族は，患者さんの病気回復に対する家族の視点を変えましょう。
　患者さんに変化（良くなること）を求めるのではなく，ご家族が（患者さんが安心を感じられるように）変化すれば患者さんも良くなるだろうと，思考の転換をしましょう。
　ご家族は，病気を受け入れ，患者さんに寄り添って生きていく

ことが一番大切なのです。ご家族の患者さんに対する基本的な態度は，受容（無条件の愛）と共感（相手の立場に立った理解）です。患者さんを温かく包み込めるような家族になりましょう。

④ご家族は，今を嘆かず，患者さんを責めず，回復を焦らず，回復を諦めずに，患者さんとの精神の絆を確認しつつ強化しましょう。

⑤患者さんとの対話においては，患者さんへの命令・禁止ではなくて，患者さんとの相談を心掛けることが大切です。そのベースとなるのは，ご家族と患者さんとの常日頃からのコミュニケーションです。何気ないコミュニケーションを重ねることにより，患者さんの心が自然に言葉となって溢れ出てくるようになります。ご家族がその言葉（心）を掬い取れれば，患者さんの理解はより容易になるでしょう。

これが，家族のコツです。

# 第3章

# 医療者のコツ

　第2章では，ご家族が思考を転換し視点を変えることが必要であることを述べましたが，医療者も同様なことが必要であろうと思います。すなわち，薬物療法だけではなく薬物療法と心理社会的療法の併用，クリニカルパス[1]ではなくクライエント・パス[5]，服薬コンプライアンスではなく服薬アドヒアランス[8]，薬による鎮静ではなく薬による賦活などと，思考の転換をする必要があるだろうと思います。

　以下に，これらについて説明しましょう。

## 1. どんな統合失調症治療薬を使うべきか

　統合失調症治療薬である抗精神病薬は，1952年にクロルプロマジン（chlorpromazine）が導入されて以来統合失調症の患者さんに対して使われるようになっています。そして，1963年には，抗精神病薬には脳内$D_2$受容体（神経伝達物質ドーパミンに対する受容体のひとつ）遮断作用があることが分かりました。この事実が統合失調症の原因を説明するドーパミン仮説の基になってい

ます。この仮説に基づいて，その後，新たにいろいろな統合失調症治療薬が開発され臨床使用されてきています。しかし，これらの薬では，患者を悩ます錐体外路症状（EPS：手が震える，よだれが出るなどがある）や高プロラクチン血症（無月経，乳汁漏出などがある）などの副作用が出てくることが問題となっていました。

今から15年ほど前の1994年から，これらの副作用の少ない新しいタイプの抗精神病薬が，臨床使用できるようになりました。患者さんにとっては素晴らしいことです。それで，以前の薬を定型抗精神病薬と呼び，新しいタイプの抗精神病薬を非定型抗精神病薬と呼んで区別するようになっています。2008年現在，この非定型抗精神病薬には，SDA（serotonin-dopamine antagonist：セロトニン–ドーパミン拮抗薬）と言われるリスペリドン（risperidone：リスパダール®ほか）とペロスピロン（perospirone：ルーラン®），MARTA（multi-acting-receptor-targeted antipsychotic agent：多元作用型受容体標的化抗精神病薬）と言われるオランザピン（olanzapine：ジプレキサ®）とクエチアピン（quetiapine：セロクエル®），$D_2$受容体部分作動薬でDSS（dopamine system stabilizer：ドーパミン神経系安定化薬）と言われるアリピプラゾール（aripiprazole：エビリファイ®），DSA（dopamine-serotonin antagonist；ドーパミン–セロトニン拮抗薬）と言われるブロナンセリン（blonanserin：ロナセン®）の6種類があります。

統合失調症は原因不明の慢性疾患で，抗精神病薬を長期にわた

って服用する必要がありますから，当然副作用が少ないことが抗精神病薬にとって大事な要素となります。また，統合失調症は，前頭葉でのドーパミン神経系の活動の低下により認知機能障害と陰性症状が生じ，大脳辺縁系でのドーパミン神経系の過活動で陽性症状が生じます。ですから，統合失調症治療では，前頭葉でドーパミン神経系の活動を上げ，認知機能障害と陰性症状を改善し，同時に大脳辺縁系では下げ，陽性症状を改善する必要があります。基礎となるメカニズムは薬によってそれぞれ違いますが，これができるのが非定型抗精神病薬です。従来の定型抗精神病薬では，陽性症状は改善しますが，認知機能障害と陰性症状の改善は十分に行うことはできませんでした。

ここで大事なことは，統合失調症の基本症状は認知機能障害であるということです。ですから，統合失調症治療薬として副作用が少なくて認知機能障害をうまく改善させることができる非定型抗精神病薬を使用するべきだろうと思います[4]。

もうひとつ大事なことがあります。いくら良い非定型抗精神病薬であっても他の抗精神病薬と一緒に使っては，その特徴をうまく利用することはできません。したがって，非定型抗精神病薬の使用にあたっては，1種類の抗精神病薬だけで薬物治療するという単剤療法をするべきで，その効果が不十分なときは補助薬（気分安定剤のバルプロ酸ナトリウム（sodium valproate）やベンゾジアゼピン（benzodiazepine）系抗不安薬など）をうまく使用する必要があります（第4章で詳述）。

6つの非定型抗精神病薬の中で，最も副作用が出にくいのは

aripiprazole です。この aripiprazole の効能についてもうひとつ付け加えますと,服用した患者さんの話から考えて,aripiprazole の作用特徴は「"鎮静"ではなく"賦活"」であろうということです(第4章で詳述)。

## 2. "鎮静"ではなく"賦活"が統合失調症治療では必要です

　薬の作用について言えば,"鎮静"ではなく"賦活"が統合失調症では必要なのです。統合失調症治療による"鎮静"(sedation)は薬の副作用であって,統合失調症治療薬の効果として期待するものではありません。"鎮静"は患者を立ち止まらせることはできますが,"賦活"(aripiprazole の作用特徴)のように患者に希望を持って前進させることはできません。したがって,"鎮静"の強い統合失調症治療薬はできる限り避けるべきでしょうし,"鎮静"を求めての統合失調症治療薬の処方はしてはいけないことだと思います。そのためには,"鎮静"を要すると判断された患者に対しては,患者に"静穏"(calming)をもたらすような対処をするべきです。患者の現在の状況(現症)とそれに至るまでの過程(病歴)をよく理解するとともに,興奮・激越・焦燥という症状には"静穏"効果のある気分安定剤のバルプロ酸ナトリウム(sodium valproate),リチウム(lithium carbonate)やベンゾジアゼピン系抗不安薬のロラゼパム(lorazepam)を補助薬としてうまく使うべきです。

"静穏"が得られた後は，非定型抗精神病薬に特徴的とされる認知機能改善作用やaripiprazoleの"賦活"作用（第4章で詳述）をうまく利用して，患者が病気に打ち克てるように指導援助していくことが必要です。

## 3. 統合失調症治療では薬物療法と患者心理教育が重要です

統合失調症の治療を人間の二足歩行に喩えて説明しましょう。

人間は，社会的動物であり，二足歩行が人間の特徴・本質です。しかし，統合失調症の患者さんは，社会性の低下で引きこもってしまい，家の中でうずくまるか横たわってしまっていて，うまく二足歩行ができていない状況にあると言えます。この統合失調症の患者さんを回復させるということは，患者さんに人間らしさを取り戻させ，立ち上がらせ前に向かって歩かせるようにするということになります。そのための治療法としては，薬物療法だけではだめで，薬物療法と心理社会的療法の両方が必要です[4,8]。

この2つの治療法は，人間の両足に喩えることができましょう。これから立ち上がろうとする人間は，一本足ででも，しばらくは立っていられるようになりますが，二本足でないと，立ち続けることができるようにはならないでしょう。片足では跳ねることによってなんとかしばらくは歩けても，他者の介助なしに歩き続けることはできません。

これを統合失調症治療に置き換えますと，次のようになるでし

ょう。薬物療法のみ（一本足）でも，見かけ上の病状の改善はでき（しばらくは立っていられる：見かけ上というのは，薬物療法だけでは，症状を背景化できても病識を獲得させにくいと考えられます。病識が獲得できていなければ，真の病状改善とは言えないからです），十分でないながらも社会参加できますが（しばらくは歩ける），親など近親者による援助（他者の介助）なしには回復し，社会参加し続けられる（歩き続けられる）ようにはなりません。薬物療法と心理社会的療法（二本足：心理社会的療法の患者教育により病識を獲得させ症状への対処法を身につけさせる）により治療すれば，回復を意味するノーマライゼーション（少なくとも立ち続けること）が期待できるということになります。このように，薬物療法と心理社会的療法は，統合失調症患者の回復には欠かすことができない治療法だろうと思います。

　もう少し考えてみましょう。人間は，両足で立ったとしても両足が協調して動かないと，うまく歩けず転んでしまうでしょう。この状況は，統合失調症治療の場合では，薬物療法と心理社会的療法とがうまく絡み合っていないと適切な治療になっておらず，患者は再発・再燃しやすいことを意味していると思います。したがって，ただ単に薬物療法だけをしていては，治療になっていないし（片足だけで立とうとしても立ち上がれません），あるときだけ（入院中だけ）に薬物療法と心理社会的療法をやれば，それでよいというのではなく（これではその時に立っているだけです），薬物療法と心理社会的療法が治療中を通して，すなわち入院と通院を通して，継続して協調して行われなければ回復にはつ

ながりがたいだろうと思います。それは，人間は，両足が継続して協調し片足ずつ交互に前へ繰り出せないと前進できないことと同じだと思います。

つまり，統合失調症治療は，二足歩行の要領で行っていくとうまくいくということです。薬を飲んで病状が安定して認知機能が改善するに従い，患者心理教育の理解が進み，対処法がうまくできるようになれば，服薬アドヒアランスが良くなり，薬を飲み続けられるし，薬を減らすこともできるようになるだろうと思います。そうすれば，患者さんは，再入院や通院中断をすることなく統合失調症治療を続け，社会参加を続けることができます。

## 4. 統合失調症の入院急性期の薬物療法と患者心理教育の要点

私は，統合失調症の急性期入院治療で気をつけていることが2つあります。ひとつは，どんな病状であっても非定型抗精神病薬で治療を開始することです[4,8]。実は，非定型抗精神病薬単剤を心掛けるようになってからこれまでに，隔離や拘束をした統合失調症の患者さんで，ハロペリドール（haloperidol）（定型抗精神病薬）の筋注や静注をしなければならないかと半分諦めかけた症例が2例（2人とも緊張型の統合失調症でした）ありました。最近の1例を紹介しますと，患者さんは，隔離室内で大声で叫んだり，のたうち回ったり，エビ反りなったりしていました。そのときは，「非定型抗精神病薬での治療開始」の看板を取り下げて宗

旨替え（定型抗精神病薬の注射を使うこと）をしなければいけないかと一瞬思いましたが，理解できようが理解できまいが，とにかく患者さんに服薬の必要性を説明しようと隔離室で患者さんに向かって話したところ，なんとか患者さんに非定型抗精神病薬の経口薬を飲んでもらうことがうまくできました。そのようなこともありましたが，私は「非定型抗精神病薬での治療開始」の看板を降ろさずに守れています。それが，患者への侵襲的な治療を避け，インフォームド・コンセントのもとでの治療を行うことにつながると思っているからです。

もうひとつは，ダイナミックな薬の処方（p.18参照）でなるべく早期の病状軽減を図ることです[4,8]。統合失調症の薬物療法では，単剤低用量の非定型抗精神病薬による治療がよいことは言うまでもありませんが，それは維持期での話で，最初期は非定型抗精神病薬が単剤大量になっても，あるいは，補助薬を使ってでもダイナミックに薬の処方を行い，なるべく早期に病状軽減を図るべきだと私は思っています。

そして，ダイナミックな薬の処方で落ち着いても，急性期こそ，慌てず急がず可能な限りじっくり治すことが望ましいと思います。患者さんに統合失調症の病名告知をして，病識ができるまで患者心理教育を時間をかけて行っていく必要があるからです。また患者心理教育は，入院後なるべく早期から開始することが望ましく効果的ですが，繰り返し参加してもらうことも効果を上げるうえで大切です。例えば，患者心理教育のひとつである「幻聴君と妄想さんを語る会」（ビデオを観て患者が感想を話し合うことで，

統合失調症の"自然な病名告知"を促すプログラム）は1回でも効果がみられる場合もありますが，大抵の患者さんの場合では，回を重ねた方が理解が深まりやすいので，急性期患者心理教育には時間（1～2カ月）をかけた方がよいのです[2,4]。

## 5. クライエント・パスは効果的です

　パスと言えば一般的にはクリニカルパス[1]ですが，私は統合失調症用の急性期治療のツールとしてクライエント・パス（巻末付録参照）を開発し使用しています[5]。クライエント・パスの開発理由は，クリニカルパスはあくまでも治療者側の視点に立った治療の評価であって，クリニカルパスを行っても，患者さんへの恩恵があまりないのではないか，患者個人のニーズに対応できにくいのではないかと，私が疑問に思ったからです[5]。それで視点を180度変えて，患者さん自らが治療経過を評価することにしたのが，私のクライエント・パスです。これまでに107人の患者さん（私だけでなく当院の他の多くの医師が主治医になっています）が入院中にクライエント・パスを利用して退院していきましたが，そのうちの103人が「クライエント・パスをやって良かった」と評価していました。大多数の患者さんがパスの恩恵を感じていたことになります。

　良かったとした理由を多い順に並べますと次のようになります。

　①評価することで自分の状態を自分で知ることができたから…

85人
②精神保健福祉士とうまく相談できたから…78人
③看護師とうまく相談できたから…76人
④入院治療を目標を持ってすることができたから…65人
④スタッフの存在をいつも感じられて安心できたから…65人

　この結果から，クライエント・パスは，統合失調症急性期の治療において，患者さんが入院治療の目標を持ち，医療スタッフと相談しつつ，患者さん自身が評価することで安心して治療を進めることができるので有用であると分かります。また，クライエント・パスは，病識獲得や服薬アドヒアランスを身につけること（これが社会復帰につながります）にも有効なツールとなっています[4,5,8]。このことは，入院期間中，私が主治医となってクライエント・パスを利用して入院治療して退院した32人（risperidoneかolanzapineで単剤治療した患者さん）の1年非再入院率が0.656と高いものだったことからも分かります[10]。

　したがって，医療者は，患者さんが治療の主役になれるような治療システムを持つように工夫することが大事だと思います。医療者も治療上の視点を変えることが必要です。

## 6. 服薬コンプライアンスではなく服薬アドヒアランスが重要です

　服薬コンプライアンスは，患者さんが医師の指示に従ってきち

んと薬を飲んでいるかどうかを検討するときに使用する用語で，医師−患者関係が治す人と治される人という，言わば，上下関係のもとで使用する言葉です。一方，服薬アドヒアランスは，患者さんが病気を理解し，服薬の必要性を分かって主体的に積極的にしっかり薬を飲んでいるかどうかを検討するときに使用する用語で，医師−患者関係が信頼関係の確立している相談相手という，言わば，横の関係の中で使用する言葉です。すなわち，服薬コンプライアンスでは医師などの医療者が主体で患者さんは受身ですが，服薬アドヒアランスでは患者さんが主体となっています。

統合失調症は長期間服薬を続けなければいけない疾患ですので，病識を持って服薬アドヒアランスよく薬を飲めることが統合失調症の薬物療法の基本となるはずです。ですから，服薬コンプライアンスではなく服薬アドヒアランスが，統合失調症治療の継続には大切なことになります。ここにおいても，視点を変えることが必要ということが言えます。

症例を挙げてみたいと思います。第1章の症例のBさんです。Bさんは，退院後5年になりますが，今でも1週間ごとに通院し，診察時にいつもこんなことを言っています。「私は統合失調症だと分かっています。でも私は，今でも家にいても悪口の幻聴があったり監視されていると思えたりします。外出しても，先回りして私を見張っている人がいるように思えます。だけど大丈夫です，私は薬を飲んでいますから。私はこの薬がないと生きていけません」と。この症例が，服薬アドヒアランスがうまく保たれている典型例だと思います。すべての患者さんが，この症例のように症

状があっても症状を管理して,服薬アドヒアランスよく薬を飲み続けられる患者になれるように,患者さんを指導していくのが医療者の務めだと思います。

なかなか病識の持てない統合失調症の患者さんでは,「服薬アドヒアランスがよい＝病識または病感がある」ということになりますし,長期に続く治療の基本である薬物療法を適正化できますので,患者さんが服薬アドヒアランスよく薬を飲み続けられることは,非常に大事なことです。

## 7. 短期教育入院の有用性について──統合失調症の慢性期通院患者の薬物療法と患者心理教育

統合失調症入院治療のひとつの形態として,私が行っている短期教育入院[11]について,説明したいと思います。

私は,通院している慢性統合失調症患者さんの中には,通院はしているものの病識がなかったり薬物療法への抵抗感が大きかったり主治医との薬物調整の相談をうまくできずにいたりして,服薬アドヒアランスが不十分で病状が安定していない人が多数いると思っています。そのような患者さんは,どんなに患者心理教育の良さを説明しても,なかなか患者心理教育には参加してこないものです。最近私は,このような慢性通院患者さんに対して,患者さんの軽度～中等度の精神的不調をきっかけにして,短期間入院して効果的に薬を調整し,病気について勉強することが調子を良くするひとつの方法であると説明し,短期教育入院（表3-1）

表 3-1. 統合失調症の短期教育入院の概要

**対象**：病識のない慢性統合失調症通院患者
**入院期間**：1 カ月程度
**目的**：
 ①病識の獲得
 ②患者・家族の疾患理解
 ③薬物治療の適正化
 ④精神症状の軽減
 ⑤患者-家族関係の調整
 ⑥生活習慣改善法の理解
**治療システム（医師が主導するチーム医療下で実施する）**：
 ①**患者自身による治療経過評価（クライエント・パス）**
　治療システムの骨格となる。本来は入院期間 3 カ月を想定して作成したものであるので、1 カ月で終えるように進行を早めている。症状、日常生活動作、患者心理教育参加度などについて、医療スタッフと相談し評価しながら、患者が主体的に入院治療を進めていく[4,5,7,8]。
 ②**患者心理教育**
　病識の獲得、疾患の理解、治療法特に薬物療法の理解、病状への対処法、生活習慣改善・肥満防止法に関する集団療法である5つのプログラム（「幻聴君と妄想さんを語る会」「新しい集団精神療法」「幻聴教室」「フォーラムS」「栄養健康教室」）[2,4,5,8,9] に 1～2 回ずつ参加。
 ③**家族心理教育**
　疾患・治療法の理解、病状への対処法などを集団で学ぶプログラムの「家族教室」[3,4,6,8,9] に 1～2 回参加。
 ④**患者家族合同面接**
　患者・家族・医師・看護師が参加；入院期間の後半に 1 回、30 分～1 時間。医師-患者間、医師-家族間、患者-家族間のコミュニケーション。医師は随時看護師に意見を求める。

文献 11) より引用

を勧めています。その際には，患者さんが短期教育入院についてうまく理解できるように，統合失調症と同じ慢性疾患である糖尿病の治療にも短期間で集中的に治療効果を高めるための，疾患理解，薬物療法と他の併用療法の理解，薬物の調整，生活習慣の改善を目的とした教育入院という治療法があるということを引き合いに出して，短期教育入院の統合失調症治療での位置づけを説明しています。

　ここで，短期教育入院を行った慢性統合失調症通院患者さんの2症例を紹介しましょう。

【症例11】　Kさん　30歳代　男性

　**現病歴**：10歳代の終わり頃に，不眠，幻聴，妄想，徘徊で発症しました。X－11年，徘徊し滅裂で奇異行動があり，ある病院に医療保護で5カ月入院しました。その後は通院していましたが，X年7月，幻聴，誇大妄想，来歴否認が強く，興奮することが多くなったことから，ご両親が治療（risperidone 12mg, haloperidol 18 mg/日による薬物療法のみ）に不安を抱き，本人を連れ私のもとを訪れました。

　**初診時**：ご両親が話す病状について，Kさんは大声で怒り否定しました。病名告知し，1カ月の短期教育入院を勧めましたが，Kさんは拒否しました。

　**その後から入院まで**：Kさんは，3週間後の3回目の受診時に，短期教育入院を受け入れ任意入院しました（入院時BPRS《簡易精神症状評価尺度》は59点/126点）。入院す

るまでは前病院の薬を服用していました。

**心理社会的療法**：Ｋさんは，入院期間を通してクライエント・パスで治療経過を自己評価しました。第２病日から患者心理教育に参加しはじめ，５つのプログラムにそれぞれ２回ずつ参加しました。入院当初，「初回入院時のエピソードは幻覚妄想ではなく本当のことだ。病気のせいではなかった」と言っていましたが，第16病日には「患者心理教育は病気の理解にとって良いプログラムだ。病気について理解できた。本当のことだと言ってきたが，幻聴・妄想だったと思うことができる」と，第45病日には「以前の入院は嫌だったが，今回の入院はそんなことはない。統合失調症だと認めたからだと思う」と述べ，次第に病状が安定し病識が深まっていく様子がみられました。ご両親は「家族教室」に２回参加しました。

ところで，入院期間が２カ月だったのは，１カ月経った時点でＫさんが，さらに１カ月入院してもっと患者心理教育を受けたいとの希望を述べたためです。

**患者家族合同面接**（表 3-1 の治療システム④参照）：第62病日に患者のＫさんとご両親を交えて30分間行いました。ご両親からの「妄想だったとわかるか」という質問に，Ｋさんは興奮することなく頷き，患者心理教育でもらった資料のファイル（Ｋさん独自に作成したもの）を取り出し，資料を見ながら幻聴や妄想への対処法をご家族と主治医である私に説明していました。また，私には「（退院後は）幻聴や妄想とはうまく付き合っていける」と述べ，Ｋさんは患者心理教育の内容を十

分理解できていました。

**薬物療法**：抗精神病薬は入院を通して olanzapine 20 mg/日でした。

第62病日に退院しました（退院時 BPRS は26点）。

【症例12】　Lさん　30歳代　男性

**現病歴**：Lさんは，20歳代はじめ頃（X－16年），行動がまとまらずある病院を受診しました。X－12年に2カ月入院しました。退院後他の病院に転医し，通院し，作業療法に通っていました。X－5年から，ご家族が当院の「家族教室」とその後のエンドレスの家族勉強会に参加しはじめました。X－3年，Lさん本人が当院に転医しました。初診時，動作と発語が緩慢で，自閉的生活と行動範囲の狭さが認められました（病名告知をしました）。長期間，Lさんは治療の変更（薬《前病院での処方のままの risperidone 1.5 mg/日》の変更，当院の患者心理教育への参加の促し，作業療法場所の当院への変更）を拒否していましたが，X年9月，薬の変更を提案しましたところ，ようやく了承しましたので aripiprazole 6 mg/日に切り替えました。11月，ご家族と一緒に受診し，「半年前から苛々・憂うつが強い。物音が気になる」と精神的不調を述べましたので，短期教育入院を提案しました。Lさんは，1週間後に短期教育入院を受け入れ，任意入院しました（入院時 BPRS は57点）。

**心理社会的療法**：Lさんは，クライエント・パスを利用し，

第13病日から患者心理教育に参加しはじめ，1カ月の入院中に4つのプログラムに1，2回ずつ参加しました（もうひとつのプログラムには日程が合わず参加できませんでした）。第14病日に「昨日のビデオ（「幻聴君と妄想さんを語る会」）[2,4,8]は明るくて，印象的だった。負けないビデオの人のように頑張りたい。うまくコントロールして自立していきたい」と，第20病日には「（「幻聴君と妄想さんを語る会」で）初めてビデオを観た後良くなったと思う」と，第28病日には「入院して良かった。以前かかった2つの病院では，病名告知を受けなかった。3年前，先生（私）に病名告知を受けたが認識できていなかった。患者心理教育で勉強して統合失調症についてよく分かった。統合失調症とうまく付き合っていける」と言い，患者心理教育に参加して病識ができ，病状が改善したことを述べていました。

　ご家族は入院前から継続して「家族教室」とその後のエンドレスの勉強会に参加していましたので，「家族教室」への再参加は求めませんでした。

　**患者家族合同面接**：第17病日にLさんとご家族を交えて1時間話し合いました。Lさんは「入院してリラックスでき，以前より話ができるようになった。自分で病気を管理して母の手助けをできるようになりたい。母，兄弟，父，近所の人の順に話せるようになりたい」と話し，病状の改善から来る自信の回復と前向きな態度がみられました。入院前の動作や発語の緩慢さはなくなっていました。ご家族はLさんの社会参加に協

力していきたいと話していました。

**薬物療法**：抗精神病薬は aripiprazole 6 mg/日でスタートしました。第3病日に，通院中には述べなかった幻聴（声）の存在を明らかにしましたので，同9 mg/日に増量し退院まで続けました。

第31病日に退院しました（退院時BPRSは24点）。

以下に，統合失調症治療における短期教育入院の治療的意義について，この2症例以外の症例のエピソードも紹介しつつ考察したいと思います。

まず初めに，短期教育入院を糖尿病治療の教育入院に喩えて説明し入院させたことの効果について考えてみましょう。1つ目の効果は，短期教育入院では糖尿病治療と同様に薬物調整がひとつの目的であると説明したうえで入院してもらっていますので，薬物治療に関する主治医の判断（処方）を患者さんが素直に受け入れてくれたことであろうと思います。2つ目の効果は，糖尿病治療と同様に，疾患について勉強し薬物療法以外の治療法（症状への対処法や生活習慣改善・肥満防止法など）（表3-1参照）も知ることが短期教育入院のメインの目的であることを説明したうえで入院してもらっていますので，患者さんが積極的に患者心理教育に参加でき医師やコメディカルスタッフ（看護師・栄養士・精神科ソーシャルワーカーなど）とうまく相談できたことであろうと思います。

短期教育入院の第一の意義は，患者心理教育[2,4,8]に参加するこ

とにより，病識を持っていなかった慢性通院患者さんが病識をしっかり持てるようになったことにあろうと思います。このことは，症例11のKさんは患者心理教育に第2病日から参加しはじめ第16病日に「病気について理解できた」と述べ，症例12のLさんは患者心理教育に第13病日から参加しはじめ第28病日に「統合失調症についてよく分かった」と述べていたことから明らかでしょう。これは，薬物療法による病状の安定化を背景にしながらも患者心理教育の直接的な効果であろうと思われます。ここで，短期教育入院での患者心理教育の有効性について物語る他の症例でのエピソードを示して，患者心理教育の治療的意義をさらに考察したいと思います。

【症例13】 Mさん　30歳代　男性

統合失調症の病名告知と短期教育入院の説明を受けて入院しましたが，入院直後（第4病日）の患者心理教育の場では「自分は統合失調症ではなく強迫神経症で幻聴や妄想はない」と他の患者の前で言い病状否認をしていました。しかし第31病日には，患者心理教育の「フォーラムS」で，「自分は幻聴があるが，現実の声とどう区別したらよいか分からない」と発言するなど大きく変わっていました。主治医としては，多数の参加患者を前にして，Mさんが自分の病状を素直に話したことにまず驚かされました。この発言に対し，ある参加患者さんに「区別は簡単だ。聞こえたことが自分に不利なことの場合は，すべて幻聴と思えばよい」と言われたことに対して，Mさん

が「怖い声は幻聴として片づけた方が楽なんだ」と納得した発言をしたことに同時に感心させられました。この後，Mさんは，幻聴にうまく対処できるようになって退院していきました（入院期間は1.5カ月でした）。

紹介しましたこれら3人にみられますように，患者心理教育への参加は，病識の獲得とともに顕著な病状改善をもたらすと考えられますので，短期教育入院においても患者心理教育の治療的意義は大きいと考えられます。

次に，症例11（Kさん）では，Kさんとご家族が，初診時ではKさんが興奮していたために，全くできなかった病状についての話を患者家族合同面接では和やかにできていました。これは，Kさんが病識を獲得し，ご家族が家族心理教育[3,4,6,8]で疾患理解をしたことを，Kさんとご家族がお互いに確認できたことによると思われます。症例12（Lさん）では，ご家族がLさんの話を聞き，Lさんはご家族の理解を確認でき，Lさんとご家族が建設的な話ができていました。したがって，家族心理教育と患者家族合同面接の短期間における実施は，参加回数が少なく十分には家族心理教育（「家族教室」）の効果を利用できませんが，家族による疾患理解と患者理解を深めさせ，患者-家族関係の調整を集約的に行うことができるという治療的意義があると考えられます。

さて，2症例（症例11と12）ともに入院前は軽度～中等度の精神症状（入院時BPRSは59点と57点）があり不安定性がみられたものの，入院が是非とも必要であると判断されるほどの病

状ではありませんでしたので,「薬物を調整したうえで通院継続」としても悪くはなかったのかもしれません。しかし,短期教育入院の結果,BPRS の評価点は,2 症例でともに退院時には入院時より約 60％減少し,ほとんど症状のない穏やかな状態になっていました。したがって,短期教育入院は 1 カ月という短い期間であっても,より安定した精神状態をもたらしうると考えられます。

　最後に,薬物療法での短期教育入院の意義を考察したいと思います。入院前の抗精神病薬の薬用量は,chlorpromazine（CP）換算で症例 11 は 2100mg/日で症例 12 は 150mg/日でした。短期教育入院により CP 換算薬用量は,症例 11 は 800mg/日と減り,症例 12 は 225mg/日と増えていました。このように使用した薬物は CP 換算薬用量で入院前と比べて,症例 11 では半分以下に減り,症例 12 ではわずかに増えただけにもかかわらず,2 症例でともに精神症状は顕著に改善していましたのは,患者心理教育によるところが大きいと思われます。そして,2 症例でともに薬物療法の適正化がなされていたと考えられますが,薬物療法の適正化は,短期入院させてただ単に薬物の調整を行うだけではうまくいくものではありません。患者心理教育の場,あるいは,教育を意識した診察の場での患者による素直な病状の吐露があってこそ,真の病状の把握ができますので,そこで初めて薬物療法の適正化が可能になると思います。すなわち,患者さんは,たとえ入院していても,患者心理教育を受けていないと,病識なく症状にうまく対処できずに症状に振り回されがちになり,その分必要以上に薬用量が多くなってしまい,また本当の病状を主治医に伝え

ず病状を軽く装っていると、その分薬用量が少ないまま経過し病状が不安定になってしまうだろうと思います。

さて症例11で、患者さんが入院は拒否するが当院での通院継続を希望し、処方が私に委ねられたと仮定したら、薬物療法はどうだったのでしょうか。患者さんは病識なく興奮がみられ不安定でしたので、私は当分薬の量を減らすことはなかったでしょう。また、症例12では、もし入院しなかった場合の治療はどう展開したでしょうか。患者さんは、薬物療法への抵抗感から処方の変更を拒否する傾向がありましたので、私は精神療法による症状の軽減を図るが薬の量を増やすことには躊躇したであろうと思います。

以上から、統合失調症治療での短期教育入院は、短期間で患者心理教育とクライエント・パスを通しての患者さんによる病識の獲得と主体的治療態度の確立、薬物の調整、家族心理教育と患者家族合同面接によるご家族の疾患理解と患者-家族関係の調整を行えますので、病識のない慢性統合失調症通院患者さん、薬物治療が適切にできておらず家族とのコミュニケーションもうまくできていない慢性通院患者さんにおける治療の適正化を目的とした治療工夫のひとつになりうるであろうと思われます。

私は、このような短期教育入院をこれまでに、ここで紹介した3症例（症例11, 12, 13）を含めて8人の軽度〜中等度の精神症状がみられご家族同伴で受診した病識のない慢性通院患者さんに勧めましたが、このうち6人は受け入れ2人は拒否しました。患者さんが短期教育入院を受け入れるか否かには、ご家族による短

期教育入院の理解とご家族からの入院の促しの有無が影響していたように思われます。入院した6人すべてで，紹介した3症例でみられたような顕著な治療効果が得られています。

　短期教育入院がうまく機能するには，患者さんの治療意欲を粘り強く引き出すことが不可欠ですが，同時にご家族のサポートを取りつけることが大切であろうと思われます。

　通院していても（病院の外来には来ていても），本当のこと（統合失調症であること）を知らず，（病気を否認して）本当のことを語らず，（処方された通りには）しっかりと薬を飲まず，日頃は家に引きこもっている（家に閉じこもっていても安心できていない）患者さんが，まだまだ多いのだろうと思います。このような患者さんは，病気に打ち克っていないので，自分らしく生きられておらず，苦しくてしょうがないだろうと思います。このような患者さんに，短期教育入院を促すことは，うまくいっていなかった統合失調症治療を改めて適正化することで，患者さんがより楽に正直に生きていけるようになることにつながる大事な治療の工夫であろうと思います。どんな統合失調症の患者さんのどんなタイミングであっても，短期教育入院して教育を受けるのに遅すぎるということはないと思います。統合失調症治療で大事なことは，患者さんの訓練であり，教育であり，病識を持ってもらうことですから。

## 8. 医療者のコツ

　精神科病院は，統合失調症の患者さんとご家族に対し，病気に打ち克つための情報提供と訓練の援助を行うところであるべきです。クライエント・パスと家族教室でのアンケート結果からも言えることですが，患者さんとご家族には，ごまかすことなく正確な統合失調症に関する情報を伝える必要があります。それを患者さんとご家族は望んでいるのです。

　入院患者さんの訓練では，医師が病名告知し，適切な薬物療法と患者心理教育による病識の獲得を基盤にして，SST（社会生活技能訓練）・作業療法などのコメディカル治療を行うことが効果的だろうと思います。ここで重要なことは，前者の基盤なくして後者を一生懸命やっても効果は小さいだろうということです。退院後はデイケア・作業所・訪問看護などの利用を促して，患者さんをサポートしていくことが大事です。

　ご家族の訓練では，入院直後からの家族心理教育への参加を促し，退院後もエンドレスの勉強をしていただける場を提供することが大事です。

　医療者は，入院と通院を通して患者さんとご家族の相談相手となり，患者さんとご家族が病気に負けないように励まし，助言し続けていくことが大切です。患者さんとご家族が，安心と信頼を持って統合失調症治療を続けていけるようになるためには，医師と看護師と他のコメディカルスタッフが力を合わせ，チーム医療

により自信と責任を持って治療を進めていかなくてはなりません。

　医療者は，患者さん個々に関するカンファレンスを行い，多職種間の情報交換を密に行うことによって，患者さんの変化する有り様を多面的に捉えていくことが肝要です。私の病院では，カンファレンスを始業時にメディカルとコメディカルのスタッフが集って 20 ～ 30 分程度の時間で行っています。カンファレンスでは，医師は治療方針と治療状況を説明し，看護師は看護状況と患者さんの日常生活について話し，精神科ソーシャルワーカーはワーカーから見た患者の様子と家庭状況について話し，作業療法士と音楽療法士とレクリエーションワーカーはそれぞれのセッションでの患者さんの状況を話して，多職種間の情報交換をして，みんなで今後のチーム医療の方向性を探っています。

　医療者は，カンファレンスを通して，日々チーム医療の力の向上を図っていく必要があります。カンファレンスをうまく行うことは，医療者のコツのひとつです。

# 第4章

# アリピプラゾール（aripiprazole）を使うコツ

## 1．Aripiprazole の効能

　アリピプラゾール（aripiprazole）（図4-1）は，我が国で開発され，2006年に上市された統合失調症治療薬で，非定型抗精神病薬のひとつです。「非定型」とは，EPS（錐体外路症状：手のふるえ，よだれなど）やTD（遅発性ジスキネジア：口のモグモグ，舌なめずりなど）という副作用が少ない抗精神病薬の性質を表す用語として定義されます。ですから，非定型抗精神病薬は，患者さんにとって優しく，患者さんが飲み続けられる薬であると言えるでしょう。

　薬の作用メカニズムとしては，第1世代の抗精神病薬（我が国で初めての抗精神病薬として1955年から使用されているクロルプロマジン《chlorpromazine》や，1964年から使用され最近まで主要な抗精神病薬であったハロペリドール《haloperidol》などの定型抗精神病薬）や第2世代の抗精神病薬（現在，我が国で使用可能な6つの非定型抗精神病薬のうちaripiprazoleを除く5つ

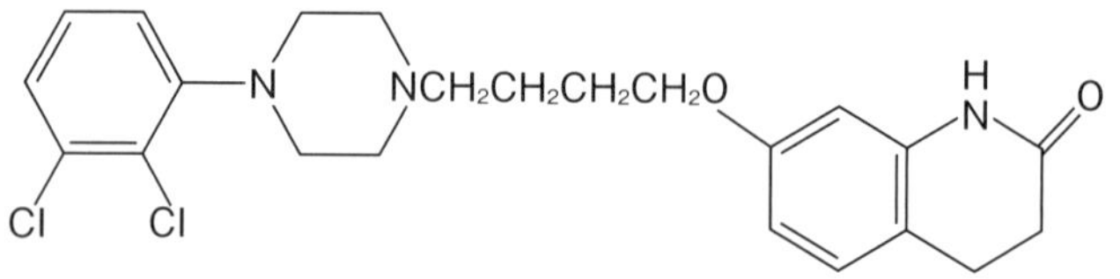

図 4-1. Aripiprazole の化学構造式

のこと。リスペリドン（risperidone），オランザピン（olanzapine）など。第 3 章参照）が $D_2$ 受容体（receptor）の拮抗薬（antagonist：アンタゴニスト，遮断薬）であるのに対し，aripiprazole は $D_2$ 受容体の部分作動薬（partial agonist：パーシャルアゴニスト）です。この点から，aripiprazole は非定型抗精神病薬であるけれども新しいタイプの作用メカニズムを持つものとして，第 3 世代の抗精神病薬と言われます。

　ここで，部分作動薬について説明しましょう。神経細胞間の信号伝達は化学物質で行われていますが，この物質を神経伝達物質と言います。ドーパミン（dopamine）は，脳内神経伝達物質のひとつです。内因性ドーパミンが固有活性 100％の作動物質であるとしますと，aripiprazole は，動物実験の結果から，$D_2$ 受容体への親和性は高いが（非定型抗精神病薬の中で最も高く，非常に強力に $D_2$ 受容体に結合します），拮抗薬ではなく固有活性 30％程度の作動物質であると結論されますので，aripiprazole は部分作動薬と言われるのです[2]。この 30％という数字は，risperidone や olanzapine などの第 2 世代の抗精神病薬での副作用を出さずに効果がある薬用量での脳内 $D_2$ 受容体占拠率，すなわち $D_2$ 受容

体を遮断している割合が,約70%(65%〜75%)であることと符合しています(70%の遮断は,裏を返せば30%の作動ということです)。

Aripiprazoleの働きは,そのものだけでドーパミン作動性神経伝達が過剰活動状態の場合には,シナプス後部$D_2$受容体に対してantagonistとして作用し,その神経伝達を完全には抑制しないで(固有活性30%に下げる),ドーパミン作動性神経伝達が低下している場合には,シナプス後部$D_2$受容体に対してagonistとして作用して低下しているその神経伝達を促進する(固有活性30%に上げる)ということになります[6]。この働きの性質から,aripiprazoleはドーパミン神経系安定化薬(DSS:dopamine system stabilizer)とも言われます(図4-2)。

Aripiprazoleの統合失調症治療における有用性については,次のようなことが証明されています[3]。

①陽性症状改善作用
②陰性症状改善作用
③認知機能改善作用
④錐体外路系副作用が極めて少ない
⑤血中プロラクチン濃度を上昇させない(血中プロラクチン濃度が上がり高プロラクチン血症になると,無月経,乳汁漏出,インポテンツなどの副作用がみられる)
⑥体重増加作用が少ない
⑦脂質代謝異常が少ない

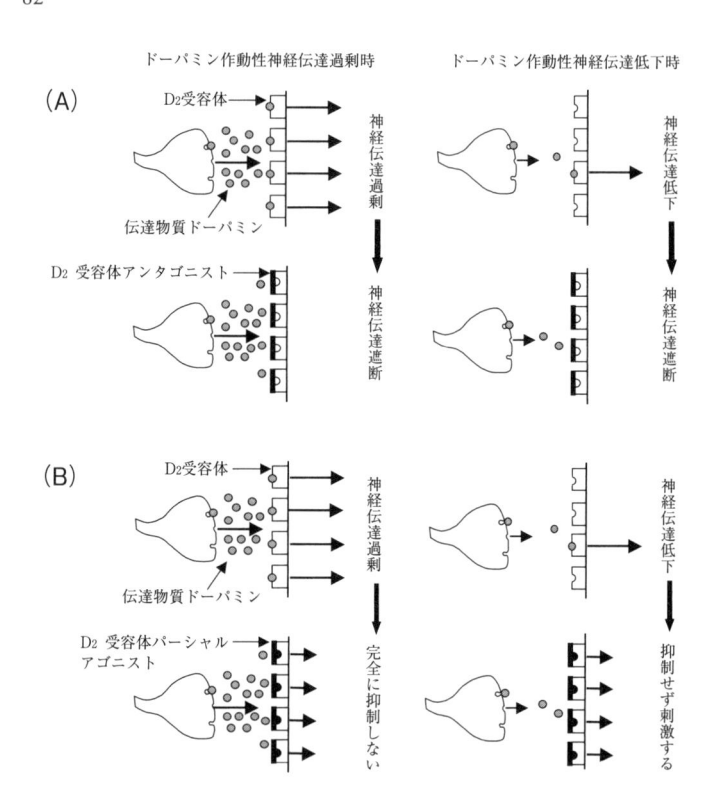

**図 4-2. ドーパミン作動性神経伝達に対するドーパミン $D_2$ 受容体アンタゴニスト（antagonist：拮抗薬）およびドーパミン $D_2$ 受容体パーシャルアゴニスト（partial agonist：部分作動薬）の作用態度** （文献 4 より引用）

上段(A)及び(B)は，それぞれドーパミン $D_2$ 受容体アンタゴニスト（┃）及びドーパミン $D_2$ 受容体パーシャルアゴニスト（┣）のドーパミン作動性神経伝達に及ぼす作用態度を示す。既存の定型抗精神病薬などのドーパミン $D_2$ 受容体アンタゴニストは，ドーパミン作動性神経伝達過剰時及び低下時共にシナプス後部位ドーパミン $D_2$ 受容体に対してアンタゴニストとして作用しドーパミン作動性神経伝達を完全に抑制遮断する。一方，ドーパミン $D_2$ 受容体パーシャルアゴニストは，ドーパミン作動性神経伝達が過剰活動状態の場合にはシナプス後部位ドーパミン $D_2$ 受容体に対してアンタゴニストとして作用するがその神経伝達を完全には抑制せず，ドーパミン作動性神経伝達が低下している場合にはシナプス後部位ドーパミン $D_2$ 受容体に対してアゴニストとして作用しているドーパミン作動性神経伝達を促進，改善する。

⑧過鎮静作用が少ない
⑨心臓 QTc を延長させない（QTc は心電図の波形での計測時間のひとつで，QTc が長くなることは不整脈のもとになる）

　このような有用性から，aripiprazole は，現在使用できる抗精神病薬の中では優れた統合失調症治療効果があり，安全性と忍容性に最も優れているので，不安なく患者さんに服薬を推奨できる薬であると言えるでしょう。

　ところで，統合失調症患者のドーパミン系の機能は，健常者のそれと比較しますと，大脳辺縁系では 2 倍ほど亢進しており [1]，前頭葉では低下している [5] と言われています。

　したがって，aripiprazole は，ドーパミンが過剰な大脳辺縁系ではドーパミン活性を aripiprazole の固有活性（30％）まで下げ，ドーパミンが低下している前頭葉ではドーパミン活性を aripiprazole の固有活性（30％）まで上げることによって，大脳辺縁系と前頭葉に同時に効果的に作用して，統合失調症の病状を改善させることができるということになります [6]。

## 2. Aripiprazole の治療効果は鎮静または静穏にあるのではなく賦活にあります

　では，臨床的に見て，大脳辺縁系と前頭葉での働きのうち，どちらの働きがメインの aripiprazole の効果であると言えるのでしょうか？

ここからは，まったくの私の臨床経験からの推測であるということをお断りしておきつつ，お話ししたいと思います。

　私が受け持っている aripiprazole で治療した患者さんは，異口同音に「頭がすっきりした」，「頭がクリアになった」，「頭の中の整理がつくようになった」，「普通になった」と言われます。「頭がすっきりして，これは幻聴，これは妄想，と現実との区別ができるようになった。その後，幻聴や妄想が減った。幻聴や妄想が減ったから，頭がすっきりしたわけではない」とニコニコしながら述べた患者さんがいました。この患者さんの言葉を医学的に解釈しますと，次のようになるだろうと思います。注意集中力・判断力が改善した結果，S/N 比（Signal to Noise Ratio：信号と雑音の強度比）が良くなって，頭の中の整理がうまくでき，現実刺激による本当の信号と，幻聴や妄想による雑音との区別がつくようになって，その後，幻聴や妄想が減ったと考えることができるように思います。言い換えますと，aripiprazole を飲むとまず前頭葉機能が改善し，その後，辺縁系機能が改善してくると考えられます。そうしますと，aripiprazole のメインの効果は，前頭葉でのドーパミン系の機能の活性化を介した前頭葉の賦活による認知機能の改善ということになります。

　そうなりますと，aripiprazole の治療効果は鎮静または静穏にあるのではなく賦活にあるということになりますし，aripiprazole は鎮静がない素晴らしい統合失調症治療薬であると言えます。

## 3. 前頭葉の活性化と化学的ロボトミー（chemical lobotomy）

　Aripiprazole の効果は，前頭葉の賦活によると考えてよいだろうと思いますし，aripiprazole は統合失調症患者の人間性を尊重しながら治療できる薬だろうと思います。では，多剤併用大量療法やかなりの量の第1世代の抗精神病薬を使用しての治療は，一体何なのだろうという疑問が生じてきます。

　現在は治療法としては否定されていますが，以前，1935年から1975年にかけて行われていた前頭葉切截術という統合失調症の治療法がありました。いわゆるロボトミー（lobotomy）です。ロボトミーは，前頭前野（意思，学習，言語，計画性，社会性などの高次機能の主座）と脳内の他領域との神経線維連絡を断って，統合失調症患者を鎮静化させる脳手術で，人間性を奪うものでした。

　よく統合失調症患者は，朴訥としていて素直でホッとする人々だなどと言われます。これは一体どんな状態を表しているのでしょうか。長期に入院していたり通院していたりする患者さんは，苦しいからなんとかしてほしいと医療者に苦言を呈する方が，人間として普通ではないでしょうか。すると，この状態は，患者さんが抗精神病薬を長期に飲んでいることによって，化学的にロボトミーをされ人間性を損なっている状態であると言えるのではないでしょうか。これは，やはり，あってはいけないことだと思い

ます。

　したがって，患者さんのノーマライゼーションが治療のゴールである統合失調症治療では，人間性を奪うような多剤併用大量療法やかなりの量の第 1 世代の抗精神病薬による治療を行い，患者さんを鎮静させるようなことはしないようにすべきであろうと思います。

## 4．Aripiprazole を使うコツ

　図 4-3 を見てください。もちろん原則的には，aripiprazole だけで治療できるはずです。したがって，病状の重症度別，通院か入院かの別に aripiprazole の用量を変えることによって対応できます。軽症では 6 mg，中等症には 12 mg（早期に 18 mg にする），重症では 12 mg（早期に 24 mg にする）の 1 日薬用量で治療をスタートすることが妥当であると思います。しかし，aripiprazole では静穏は得られにくいので，重症度が高くなり初期からの静穏を要するならば，治療開始時から静穏効果を期待できる VPA（バルプロ酸ナトリウム《sodium valproate》）や BZ（ベンゾジアゼピン《benzodiazepine》系抗不安薬。私は大抵はロラゼパム《lorazepam》を使用しています）を併用して治療をスタートすべきです。併用の仕方は，静穏を要する度合に応じて異なり，度合が小さければ BZ のみを併用し，度合が中程度であれば VPA のみを併用し，度合が大きければ VPA と BZ の両者を併用するとよいでしょう。そして，入院症例での中等症～重症の場合

第 4 章　アリピプラゾール（aripiprazole）を使うコツ　87

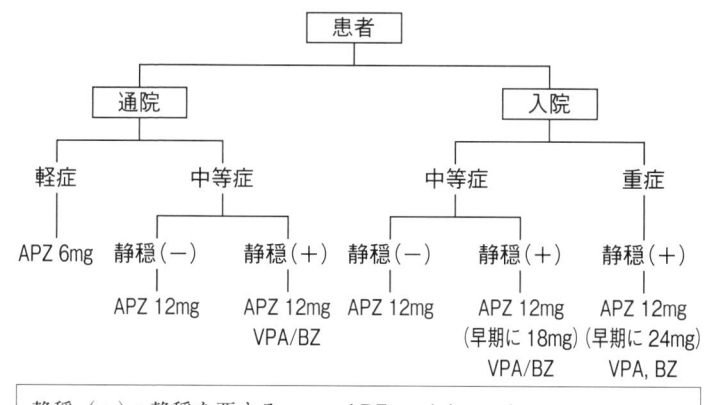

```
                          患者
                  ┌────────┴────────┐
                 通院                入院
              ┌───┴───┐          ┌───┴───┐
             軽症    中等症       中等症    重症
                   ┌──┴──┐    ┌──┴──┐      │
           APZ 6mg 静穏(−) 静穏(+) 静穏(−) 静穏(+)  静穏(+)
                    │      │      │      │       │
                 APZ 12mg APZ 12mg APZ 12mg APZ 12mg APZ 12mg
                         VPA/BZ          （早期に18mg）（早期に24mg）
                                          VPA/BZ    VPA, BZ
```

| | |
|---|---|
| 静穏（＋）：静穏を要する<br>静穏（−）：静穏を要しない | APZ：aripiprazole<br>VPA：バルプロ酸ナトリウム<br>BZ：ベンゾジアゼピン系抗不安薬<br>VPA/BZ：VPA または BZ のいずれかを併用<br>VPA, BZ：VPA と BZ の両者を併用 |

図 4-3．Aripiprazole の使い方

で初期用量では病状が改善しないときには，入院して 1 週間以内に aripiprazole の 1 日薬用量を 24 〜 30 mg に上げることが望ましいと思います．併用薬については，十分病状が改善した後に用量漸減から中止とするとよいでしょう．

具体的な aripiprazole を使用した入院薬物療法について，入院時から退院に至るまで aripiprazole 単剤で治療し，著効・改善した 10 人（男性 3 人，女性 7 人，平均年齢は 40.5［7.6］歳，平均入院期間は 57.6［27.3］日．本書では平均を表す数値は"平均

［標準偏差］"で示している）の患者での処方経過を基にして考えてみたいと思います。10人の初期用量（入院治療開始時の用量）は，12.6［4.4］mg/日でした。10人中3人では，初期用量のまま（3人全員で，その用量は12 mg/日でした）退院しましたが，残りの7人では，途中でaripiprazoleを増量し，治療していました。この7人の平均初期用量は12.9［5.4］mg/日で，1回目の増量後の用量は20.6［7.0］mg/日でした。7人でのaripiprazoleの増量のタイミングをまとめたのが図4-4です。見て分かりますように，この7人中1人を除いた6人で，入院して1週間以内に増量していたことになりますが，その6人では，入院処方開始後，平均3.1日（1日〜6日）で増量していました。このことは，患者の病状をよく観察しつつ，なるべく入院直後の早いタイミングで増量した方がaripiprazoleの治療効果が上がることを示しています。

　そして，6人中4人は1回増量したままの用量で退院しましたが，他の2人では1〜3回さらに増量しました（図4-4）。入院経過中に増量した7人中1人は，すっかり落ち着きましたので減量しましたが，他の6人では増量したままを退院まで維持しました。

　10人の退院時の薬用量は18.9［7.2］mg/日でした。

　これらの治療結果から，aripiprazoleを用いた入院治療での大事なポイントは次のようになります。すなわち，約12 mg/日で入院治療を開始し，病状に応じて入院後1週間以内に20 mg/日を越すレベルの適当用量まで増量し，維持することがポイントで

第4章 アリピプラゾール（aripiprazole）を使うコツ 89

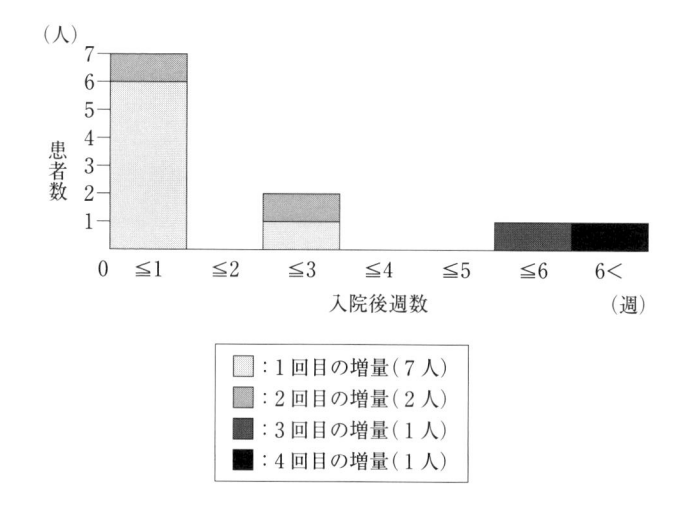

図4-4. 7人の入院患者での入院後のaripiprazoleの増量の
タイミングと週数

あると思われます。

　Aripiprazoleは，$D_2$受容体の部分作動薬ですので，十分に$D_2$受容体を占拠して初めて固有活性30％になるので，入院を要するような陽性症状が著しいケースでは，控え目な用量を使用するのではなく，十分に$D_2$受容体を占拠できる用量（患者によって異なるが24 mg前後）まで早期に積極的に用量を上げるべきだと思います。

　次は，aripiprazoleを使用した通院薬物療法についてです。

　私のもとを初診しaripiprazoleで著効・改善した6人（男性4人，女性2人，平均年齢27.3［9.9］歳）の通院患者での治療経

過から，具体的な aripiprazole を使用した通院薬物療法を考えてみたいと思います。併用開始時の初期用量は 5.5 ［2.3］mg/日で，効果発現後の維持用量は 10.0 ［3.6］mg/日でした。6 人全員で途中で増量していましたが，その aripiprazole の増量のタイミングをまとめたのが図 4-5 です。通院治療ですので，慎重に用量設定を考えて治療を開始していることと，通院のインターバルがまちまちであったことが影響していると思いますが，見て分かりますように，増量のタイミングには一定の傾向はありませんでした（通院開始後 1 週間以内で増量した人が 1 人いれば，6 週間を過ぎてから増量した人も 1 人いるなどバラバラでした）。用量については，1 人では再増量（通院開始後 5 週から 6 週の間で再増量）し，もう 1 人では減量しましたが，残りの 4 人では 1 回増量し著効・改善した用量をそのまま維持していました。

　補助薬の使い方はどうでしょうか。入院症例では 10 人全員で補助薬を併用していました。補助薬の種類は，sodium valproate，lorazepam などのベンゾジアゼピン系抗不安薬，睡眠薬の 3 つでした。Sodium valproate は，4 人（40％）に使用し，使用開始時期は 3 人で入院時からで，1 人では入院 18 日目でした。また lorazepam は，9 人（90％）に使用し，使用開始時期は，入院時からが 7 人で，入院 2 日目と 3 日目からが各 1 人でした。睡眠薬は，8 人（80％）に使用し，使用開始時期はすべて入院時からでした。つまり，補助薬の併用は，ほとんどの場合で入院時から始めていたということになります。

　一方，通院症例では 6 人中 3 人（50％）で補助薬を併用してい

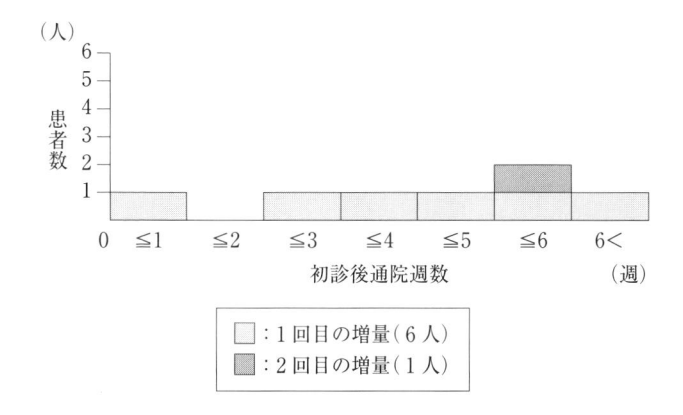

図 4-5. 6人の通院患者での初診後の aripiprazole の増量の
タイミングと通院週数

ました。その3人では，lorazepam を全員に使用し，うち2人では治療開始時から使用しており，1人では治療開始1カ月後から使用していました。睡眠薬は，2人に使用し，lorazepam と同時に併用開始していました。また，そのうちの1人では，途中抗うつ薬の併用もありました。

　入院・通院治療をまとめますと，補助薬の中で最も多く使用していましたのは lorazepam で，併用のタイミングはほとんど治療開始時であったということになります。このことは，統合失調症治療では，aripiprazole だけで治療を開始するよりは，治療開始時から lorazepam を併用し静穏を考慮した方が，治療がうまくいくと判断されるケースが多数みられることを示しています。

## 5．症例にみる aripiprazole の効果

　2008年9月までに156人の統合失調症の患者さんに aripiprazole を服用していただきましたが，72％の症例で症状の著効・改善がみられ，症状が不変であった例が11％，症状が悪化した例が8％，服薬中断例が9％ありました。

　以下に，著効・改善がみられた3症例で aripiprazole の効果を示したいと思います。

### (1) 救急入院症例

【症例14】　Nさん　40歳代　女性

　　**現病歴**：大学卒業後，就職し働いていましたが，X－20年，自己臭妄想が出現し情動不安定になり，ある病院に入院しました。その後，幻聴や妄想が著しくなるたびにX－12年までに15回入院していました。その後は入院するほど調子を崩すことはなく，通院できていました。X－3年，私のもとに転医してきました。15年ほど前から救世主妄想があると言い，幻聴や妄想がひどくなって眠れないと訴えることがありました。病状には波はあるものの，なんとか通院できて，aripiprazole の服用で笑顔もみられ非常に穏やかになっていました。しかし，突然X年8月に拒薬傾向となり，「磁場・電波を感じる。永遠の命が得られる。複数の男性の声が聞こえる。盗撮されている。宇宙が大変なことになる」などと滅裂で落ち着かな

くなり，救急車で来院しました。Nさんは入院に同意しませんでしたので，ご家族の同意により医療保護入院となりました。家族を威嚇するような態度があり不穏でしたので，隔離処置としました。服薬については拒否しませんでした。しかし，隔離室内で独語や奇異行動がみられていました。Aripiprazole 12 mg，sodium valproate 600 mg/日で薬物治療を開始し，睡眠薬も併用しました。

　第2病日，奇異行動は減ったものの時々出現するためaripiprazoleを24 mg/日に増量したうえで，隔離を解除しました。

　第3病日，服薬はできているものの，診察時に「妄想の世界を実現するために行動した。平和な宇宙にするためにいろいろやってみた。主人の理解がなく喚いていた。盗撮されていた」と興奮して話していた。そのため，aripiprazole 30 mg，sodium valproate 800 mg/日へ増量し，lorazepam 3 mg/日を追加しました。患者心理教育[7,8]への参加を開始しました。

　第6病日，クライエント・パス[7,8]を開始しました。

　第14病日，診察時に「今まで幻聴や妄想に振り回されていたが落ち着いた。70％治った気がする。しかし，人体実験される妄想がある」と述べ，やや落ち着いたという印象があるものの妄想的発言がみられていました。

　第17病日，「幻聴や妄想がちょっとあるが，もういいや，どうにかなるだろうと思う。80％くらい回復した」と診察時

に述べました。

第24病日，診察時に「ほとんど幻聴は聞こえない。15年前から妄想があるが，エビリファイ®（aripiprazole）で明るくなったので嬉しかった。今の薬は悪くない。自分を取り戻した」と述べていました。

第28病日，外泊を開始しました。

第31病日，診察時に「幻聴や妄想には囚われないようにしている。患者心理教育で自分のことが言えて良かった。宇宙平和の話は終わった」と落ち着いて述べていました。

第47病日，すっかり落ち着きましたので，aripiprazole 24 mg/日に減量しました。

第61病日，退院しました。

**クライエント・パスでの評価**（巻末付録参照。各期，7点以下で合格となる。①は各期での1回目の，②は2回目の評価であることを示す）：

初期（37点満点）：①第6病日17点，②第17病日10点

回復前期（36点満点）：①第27病日8点

回復後期（35点満点）：①第41病日3点，②第59病日4点

**クライエント・パスについてのアンケート結果**：「クライエント・パスは，回復後期から良いと思うようになった」「患者心理教育では『幻聴教室』が一番良かった」

（以上図4-6）

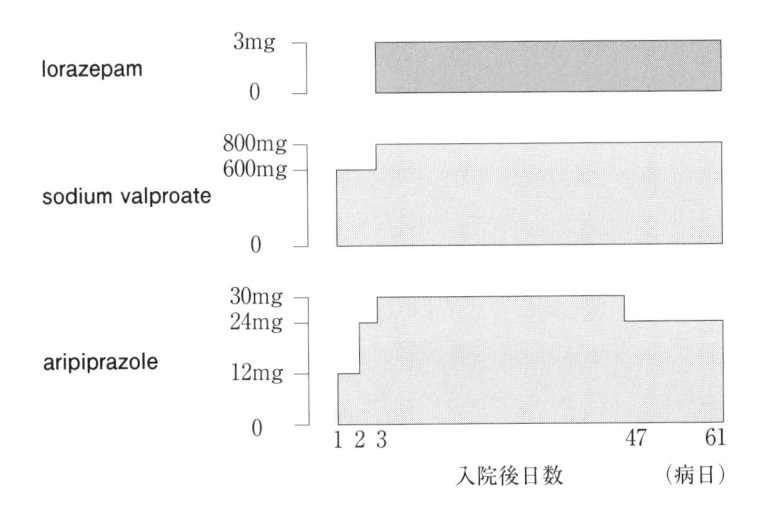

第4章 アリピプラゾール（aripiprazole）を使うコツ 95

図4-6. 症例14の薬物療法の経過

　この症例は，救急車で来院しましたが，入院を拒否し，不穏なため，入院後から2日間は隔離の状態であった重症な患者さんです。入院前に調子を崩すまでは，aripiprazoleをはじめ薬をきちんと飲めていたようです。薬を十分に飲んでいても調子を崩すことがあることを示した一例であると言えます。

　第3病日にはaripiprazoleを30 mgにするなど薬を増量し，患者心理教育を始めています。その結果，10日ほどで落ち着いています。私は，経験的にaripiprazoleは至適用量になって1週間ほどで効果が現れると考えていますので，この症例の場合の入院時の至適用量は30 mgだったのであろうと思います。同時に，

sodium valproate を増量し，lorazepam を追加したことも効果的であったのだろうと思います。

　Nさんは，クライエント・パス終了時のアンケートで，「今回の入院は，（患者心理教育の）勉強会でいろいろなことを学べたし，いろいろなことを考えられたので良かった」というコメントを述べるほど落ち着いて，約2カ月の入院で退院しています。薬物療法と患者心理教育がうまく行えた症例だと言えます。Nさんは，アンケートで，回復後期からクライエント・パスを良いと評価するようになったと言っていましたが，事実，回復後期でようやく評価が合格点になっていました。Nさんの回復後期は，私が aripiprazole を減量した時期辺りに相当していますので，患者さんと主治医が同時期にすっかり落ち着いたと判断していたことになり，この症例は，患者さんと医師の病状評価が一致していた好例であると言えるでしょう。また，クライエント・パスの有用性が示された一例でもあります。

### (2) 初回入院症例

**【症例15】 Oさん　30歳代　男性**

　　現病歴：大学生時に，対人関係がうまくいかず，被害妄想を訴え自閉的になりました。X－7年，幻聴があり，ある病院を受診し，統合失調症と診断されていましたが，病識なく病名を受け入れようとしませんでした。月1回の投薬を受けていましたが，親に薬を取りに行かせて，Oさん本人は3カ月に1回しか病院に行きませんでした。3度の食事以外は寝てテ

第 4 章　アリピプラゾール（aripiprazole）を使うコツ　97

レビを観ているだけという意欲のない日常生活をして，強迫症状（蛇口を壊れるほど強く閉めるなど）も続いていました。X年 4 月，O さんは父親に促され私のもとを受診しました。

　前病院での処方は，olanzapine 10 mg，perospirone 8 mg／眠前でした。

　**初診時**：「地元の同級生が待ち伏せしている。外出すると探偵が尾行していて，自分を管理している人がいる。家の隣のアパートに日常会話が筒抜けだ」との妄想を述べていました。ご家族が入院治療を希望し，O さん本人も納得しましたので，任意入院して治療することになりました。

　入院後，薬物療法は aripiprazole 12 mg/日（lorazepam 2 mg を併用）で開始しました。

　第 3 病日，病名告知しました。診察時に，O さんは「薬は飲む必要がないと言われている。統合失調症はどういう病気か分からない。悪口を言われる。『あいつ，タバコを吸わねー奴だから輪の中に入れてやんねー』と聞こえた。あれこれ頭に浮かんできて先生の話が聞き取れない」と，病識なく幻聴や妄想を述べました。

　第 4 病日，「幻聴君と妄想さんを語る会」[7,8] に参加し「幻聴や妄想はない。自分は強迫神経症だ。明日にも退院したい」と述べました。

　第 5 病日の診察時に，「悪口を言われる。音で苦しめられる。筒抜けだ。面倒臭いというので過ぎてきた。人間不信がある。親とばかり話してきた」などと病識なく述べていました。

Aripiprazole 24 mg/日へ増量しました。

　第19病日の診察時には,「『ぶち殺してやる』とか聞こえる。どうして嫌われるのか」と述べました。

　ところが,第26病日に「今までは幻聴と認めたくなくて,聞こえることを言わなかった。幻聴と妄想だと認める」と述べ,ようやく病識を持てるようになりました。

　第31病日,「フォーラムS」[7,8]（テーマは幻聴）に参加し,驚くことに「自分には幻聴と妄想がある。現実と幻聴とをどう区別したらよいのか」と発言しました。

　第39病日,「入院して統合失調症という病識が持てた。病気と付き合って生きていきます。幻聴・妄想への対処法は分かりました」と述べました。

　第57病日,退院しました。

(以上図4-7)

　この症例では,aripiprazoleを入院5日目に増量し,以後はそのままの用量を退院まで維持していました。増量後,約3週間ほどで病状改善し,病識も持てるようになっていました。Aripiprazoleを早期に増量したことが効果的であったことは明らかですが,aripiprazoleは至適用量になって1週間ほどで効果が現れるとすると,1回増量した後はaripiprazole 24 mgで維持していましたが,増量した1～2週間後に30 mgに再度増量してもよかったのかもしれません。

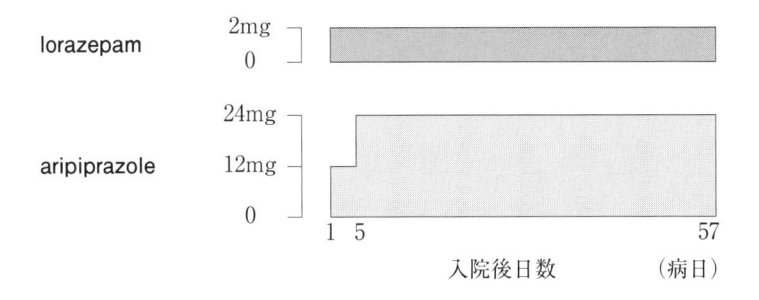

図 4-7. 症例 15 の薬物療法の経過

## (3)初発通院症例

【症例 16】 Ｐさん　10 歳代後半　男性　大学生

**現病歴**：Ｘ－ 1 年 10 月,「やる気が起こらない」という主訴で私のもとを受診しました。中学 2 年生時, 糖尿病になり, インシュリン（糖尿病の薬）の注射をしていました。現在は, 月 1 回内科に通院し, 食事療法のみで治療しています。

**初診時**：「中学の時に糖尿病になってから, 人が怖くなった。見張られている感じがして, 皆がグルになっているという感じがした。『遅い』とか野次を飛ばす男女の声がする。買い物をしてレジで並んでいるときにも,『こんな物買ってぇ』と非難する声がする。授業中にも後ろから『何してるんだ』とか聞こえる。 6 年間, 波はあるが, ずっと聞こえている。我慢しているが, 集中できない。家で部屋にいても外から見られていると思うと落ち着かない」と述べました。私は, 統合失調症の病名告知をし, aripiprazole 6 mg/日を処方しました。

**治療経過**：2週間後に初診後初めての受診をして，「ちょっと楽になった。声は，授業中はなくなったが，人込みに行くと聞こえる。見られている感じがする。ソワソワする。親に病名を言ったら，『ゆっくりやれ』と言われた」と述べました。幻聴や妄想は減ったものの，まだ十分には病状が軽減していないと思われましたので，aripiprazole 12 mg/日に増量しました。

通院36日目に，「大分安定した。買い物に行っても怖くない。集中できるようになった。幻聴はなくなったが，考えると出てくる。Aripiprazoleは安定する薬だ。問題なく飲んでいける。12 mgの方が良い。最初の症状は全くない。家でも大丈夫だ」と述べ，通院71日目には，「幻聴はなくなった。授業に集中できる」と述べるまでに回復しました。

X年8月の現在まで，規則的に通院していてaripiprazole 12 mg/日だけを飲み文字通り単剤療法で治療しています。Pさんは「今は，何も問題ない」と言い，大学生活を順調に続けています。

このように，aripiprazoleは，鎮静させることがないので，初発の若い患者に非常に使いやすく有効で，継続しての服用を納得させることが容易です。したがって，aripiprazoleは初発患者の人生を保証するうえで有益な薬であろうと思います。

## 6. 他の抗精神病薬から aripiprazole へのスイッチングについて

　他の抗精神病薬から aripiprazole へのスイッチング（切り替え）を行った71人について分析した結果を用いて，お話ししたいと思います。71人中53人（74.6％）で，著効・改善がみられました。この割合は，aripiprazole 使用症例全体での割合（72％）とほぼ同じ値でした。

　著効・改善した53人中，入院治療中に他薬から aripiprazole へスイッチングし，その後 aripiprazole 単剤治療ができている患者さんは10人でした。この10人での aripiprazole 使用開始時薬用量と効果発現・維持薬用量は，それぞれ13.8［4.7］mg/日と23.1［7.2］mg/日でした。これらの値は，入院時から aripiprazole 単剤治療をした患者さんでのデータ（項目4で詳述）における使用開始時薬用量の12.6［4.4］mg/日（p = 0.283），効果発現薬用量の19.5［7.9］mg/日（p = 0.151），維持薬用量18.9［7.2］mg/日（p = 0.105）と，それぞれ統計的に有意な差はありませんでした。このことは，入院患者であるならば，急性期単剤治療でも慢性期のスイッチングによる治療でも，同じ用量設定で aripiprazole を用いての治療を開始し，入院患者に適切な効果発現・維持薬用量の24 mg 近くまで速やかに増量することが著効・改善を得るには大事だということを示しているのだろうと思います。

また，通院治療中に他薬からaripiprazoleにスイッチングし，その後aripiprazole単剤治療を続けられた患者さんは43人いました。この43人でのaripiprazole使用開始時薬用量と効果発現・維持薬用量は，それぞれ8.3［3.3］mg/日と13.8［11.5］mg/日でした。これらの値は，項目4で触れましたところの，初診患者で通院開始時からaripiprazole単剤治療を行った場合のデータと比較しますと，使用開始時薬用量（5.5［2.3］mg/日）ではスイッチングした患者の方で高く（$p = 0.027$），効果発現・維持薬用量（10.0［3.6］mg/日）では有意な差はありませんでした（$p = 0.217$）。この結果は，初診患者では通院治療中の患者より副作用・忍容性に注意しつつ，低用量でaripiprazole単剤治療をスタートさせますが，効果発現・維持薬用量は両者で同等ですので，いうなれば通院患者での適量値まで，病状を観察しつつ適切に増量することが大事であるということになるでしょう。

## 7. 他の抗精神病薬からaripiprazoleへのスイッチングがうまく行えた難治入院症例

【症例17】　Qさん　50歳代　女性

　**現病歴**：X－12年4月，幻聴が出現し錯乱状態になりました。5月にあるクリニックを受診しました。幻聴は続いていましたが，軽快したということで3カ月で通院を中断しました。X－5年4月，飛び降り自殺をしようとしたため，精神科病院に入院しました。X－3年2月，病状は好転していません

でしたが，外泊をした際に帰院せずにそのまま退院してしまいました。同年3月，「オシッコをさせられる。死にたい」などと言い病状が悪化したため，当院で同年7月まで入院治療しました。さらに，X－2年1月～X－2年4月の間，再入院しました。退院したものの退院5日後には，飛び降り自殺しようとし，「オシッコがいっぱい出る。死ねと言われる」などと幻覚妄想状態で不穏になりましたので，当院3度目の入院をしました。入院後はほとんど寝っぱなしで，何度も幻聴に支配されての縊首による自殺未遂を繰り返していました。X－2年7月，主治医交代があり，私が主治医になりました。

　その後，1年8カ月の間，私は非定型抗精神病薬による単剤療法に徹して治療していましたが，どの薬を使用しても病状はまったく改善しませんでした。

　薬物療法については，私に交代する直前まで前主治医は，haloperidol 21 mg，levomepromazine 150 mg，zotepine 150 mg/日という多剤併用大量療法の処方をしていました。交代後の私の単剤治療では，はじめは risperidone 11 mg/日を処方していましたが，その後は olanzapine 20～30 mg/日を処方していました。

　1年8カ月の間，患者は，「オシッコが出っ放しだ。夜になると私のオシッコでいっぱいになって皆が死ぬ」，「『死ね。死ね』という声がする。私を騙して笑っている人がいる」，「外泊したがオシッコがたくさん出て困った。川になるくらい出た。オシッコがたくさん出て布団が膨らむ。オシッコが漏れていて

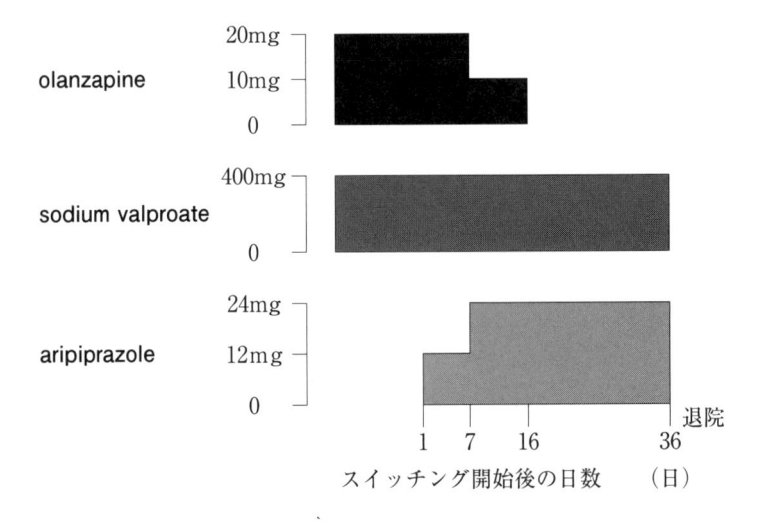

図 4-8. Aripiprazole へのスイッチングが効を奏した難治入院症例

身動き取れないのが困る」,「看護師は分かっているのに意地悪をする。看護師に呪文をかけられる」,「体が溶けたように思う。病院が私に悪いように変わっている。退院は怖くて無理だ,自信がない。オシッコが邪魔をする」,「体の中に〇〇子が入っていて大量のオシッコが出る」などと言い続け,何度も首を絞めて自殺しようとしていました。そのために拘束による行動制限をせざるを得なくなることが度々ありました。

X年3月13日（1年8カ月目）にも,「看護師が夜,局部を壊すいたずらをしたからこんなふうになった。家に帰っても看護師が来る」と著しい妄想を語っていました。

しかし,その1週間後の3月20日に,aripiprazoleへ

のスイッチングを開始しました。Aripiprazole 12 mg/日を上乗せし、1週間目に24 mg/日と増量し、前薬を漸減しました（図4-8）。Aripiprazole単剤療法に切り替えましたところ、これが驚くほど効を奏して病状は著しく改善しました。Aripiprazoleを使い始めて2週間後の4月3日には「大分動けるようになった。新しい薬が効いているみたい。もうそろそろ入院に飽きた」と言い、その1週間後には「少し良くなったと思う。オシッコのことで困っているが開き直れるようになった」と言うようになり、さらに2週間後には「外泊して散歩ができて自信がついた。1つのことをずっとできるようになった。今の薬になって、1カ月前から聞こえることはなくなった。3日前からは、オシッコも出なくなった。明日退院する」とびっくりするようなことを私に言うようになりました。

　さまざまに治療工夫した約2年間の入院治療でも病状が改善しなかった難治症例でしたのに、aripiprazoleへの切り替えを始めて、たった1カ月しか経っていないX年4月25日に、退院していきました。

　この症例は、第2世代抗精神病薬の代表とも言えるrisperidoneやolanzapineの大量療法を行って全く効果がなくても、aripiprazoleを使用すると顕著な病状の改善が得られることがあるということを示した例だと言えます。この結果は、難治例でもユニークな効果発現メカニズム、すなわち前頭葉の賦活を介した病状改善効果を持つaripiprazoleが効を奏する可能性があること

を示したものであろうと思われます。したがって，risperidoneやolanzapineによる治療で，病状改善がおもわしくない症例では，aripiprazoleにスイッチングしてみることも治療上大事な選択肢のひとつであろうと思います。

## 8．Aripiprazoleの効果を表現している患者と家族の言葉

　Aripiprazole単剤で治療し病状が軽減した患者とその家族の診察時の発言を以下に紹介したいと思います。

症例18の患者：「脳の思考の流れがスムーズになった」
症例19の患者：「頭の整理がうまくできるようになった」
症例20の患者：「頭の中がすっきりしてきた。暇を感じられるようになって，一日自然と過ごせている。自分らしい感じに戻っている」
症例21の患者：「朝すっきり目覚める。感動できるようになった。以前の自分にもどって，普通の人になった。薬にサポートされている気がするので飲んでいける」
症例22の患者：「病気になる前の生活をしている」
症例23の患者：「病気になって初めて良い調子だ。初めて合った薬に出会ったと思う」
症例24の患者：「普通になった」
症例25の患者：「半年ぶりに生理がきた。むくみが取れた。ソ

ワソワもない」

症例26の患者：「手が振れるようになった。だるさが減った。うつになるのが減った。幻聴はほとんどないから気を遣うことがなくなった」

症例27の患者：「早起きになった。前の薬では大学へ行けなかったと思う」

症例28の患者：「楽になって，外出できるようになった」

症例29の患者の夫：「(12年目で) ピッタリの薬に出会えたと思う」

症例30の患者の母親：「前より丸くなった」

症例31の患者の母親：「やる気になっている。5年ぶりに生活のパターンを変えようとしている」

症例32の患者の母親：「猫背が治った。人としての優しさが戻ってきた。感情が豊かになった」

　これらの患者さんやご家族の話を総合すると，aripiprazoleは患者さんにとって「脳のはたらきが良くなる薬」，「普通になれる薬」，「身体の不調が治る薬」，「意欲が出てくる薬」，「社会参加ができるようになる薬」，「感性を取り戻し，以前の自分を取り戻せる薬」ということになり，統合失調症患者の人間性を取り戻す薬であると言えるでしょう。これらの患者さんとご家族の言葉も，私の"aripiprazoleの主たる効果は前頭葉の活性化である"という考えを支持しているように感じられます。

# 第5章

# 精神とレジリエンス

## 1. 統合失調症患者のレジリエンス

　最近，精神医学の領域でもレジリエンス（resilience）という言葉が聞かれるようになりました。レジリエンスは，元々は物理学用語で「弾力」「反発力」を表す言葉ですが，心理学の領域でもよく使われ，「困難で脅威的な状況にもかかわらず，うまく適応する過程・能力・結果のこと」と定義されています。精神医学では，精神疾患に対する防御因子と抵抗力を意味する概念として紹介されるようになりました。回復力，疾病抵抗性，抗病力と訳して使用されることもあります[1]。

　統合失調症は，脆弱性-ストレス-対処モデル[4]で理解され治療されることが一般的になっています。脆弱性は，脳の器質的異常に起因していますので，現代精神医学では治療でなんとかすることはできません。しかし，ストレスの一部は，患者さんが多くの時間を過ごす家庭環境が家族心理教育によって改善することで，なんとか減らすことができます。また，対処は，患者心理教育で

患者さんが症状への対処法を身につけることによって，うまくできるようになれます。当然ながら，対処の成否や良し悪しには，患者さんの回復力の多寡が大きく影響してくるだろうと思います。そこで，この章では，統合失調症患者のレジリエンスについて考えてみたいと思います。

## 2. 病からの回復のために患者さんのレジリエンス・精神に働きかけましょう

　小林氏は，「統合失調症のレジリエンスは，自己治癒の中に求めるべきものである。自己治癒とは，病気そのものが必然的に内在させている傾向でもあり，また，生体に固有な内発的な治癒力といったものの想定でもある」と述べています[3]。私は，レジリエンスとは，生来的に人間に備わっている自然治癒力の顕現ではないかと思っています。ですから，レジリエンスが意味するものは，私の著書『統合失調症をライトに生きる』[6]で述べましたドイツ式（ドイツでは，心と精神は別のものと考えます）[2]に考えた「心と精神」の"精神"（決して病むことのない，生き抜こうとする力で，病んだ心の回復を促す力です）に通じるものであろうと思っています。患者さんのレジリエンスあるいは"精神"が，統合失調症などの心の病気から回復しようとするときには，十分に機能しているのであろうと思います。したがって，統合失調症治療では，医療者とご家族は，患者さんのレジリエンスあるいは"精神"に働きかけて，回復への努力を促し，励ますことを続け

ていくことが重要であろうと思います。

## 3. プラセボ効果と前頭葉の活性化

　一方，臨床でよく議論の対象となるものに，プラセボ効果というものがあります。プラセボとは偽薬のことで，開発された新薬が効くかどうかを調べるときに，新薬で得られる効果とプラセボで得られる効果（プラセボ効果）との間に有意な差があるかどうかを検討し，差があれば本当の薬（新薬）は治療効果があると判定します。しかし，プラセボでも本当の薬と同じ生理的変化（効果につながる変化）を生じさせているという報告があります。例えば，抗うつ薬の効果の75％はプラセボ効果によって起こっているというのです。その意味するところを竹村氏が紹介しているStoessl氏らの論文[5]からまとめますと，こういうことになります。

　人間は，希望や期待があるときに，脳内のある部分（腹側線条体）でドーパミンが増えて，前頭葉の活性化が起こりますが，プラセボでも「この"薬（本当は偽薬ですが）"が効いて，自分は治るんだ，大丈夫だ」となれば，そのような期待が，腹側線条体でドーパミンを増加させ，前頭葉を活性化して，偽薬なのに本当の薬と同じ生理的変化（本当の薬がもたらす効果）を引き起こすのだろうと考えられています。

　また，本当の薬で効果があった人でも，まだ薬が効く前にもかかわらず効果が現れてくることがあるそうですが，これも，言わばプラセボ効果と言えるでしょう。患者さんの病気からの回復へ

の期待が，薬の効果を増大させるとも言えます。

## 4. 患者心理教育はレジリエンス・精神の活性化を介して病からの回復を促します

　統合失調症治療において，患者心理教育によって回復への期待と希望が得られれば，プラセボ効果と同じメカニズムによって前頭葉の活性化が起こり，また前頭葉の活性化を助ける抗精神病薬が同時に脳内で作用すれば，患者さんは，病気からの回復への意欲をいっそう増し，生来のレジリエンスや"精神"がうまく働きだすことでしょう。このレジリエンスや"精神"の活性化によって，患者さんは統合失調症からの回復へ向かうことができると考えられるのではないでしょうか。

# 付　録

- 1. クライエント・パス
- 2. クライエント・パス（患者による治療経過評価）の活用にあたって

註1. この付録は，私が作成し使用しているクライエント・パスの原本を基に，大塚製薬株式会社のご協力で一般の病院でも活用できるように作成されたものです。

註2. 私の場合は，サイコソーシャルプログラムの中身として，初期では「新しい集団精神療法」「幻聴教室」「幻聴君と妄想さんを語る会」「フォーラムS」の4つがあり，回復前期と回復後期ではこの4つに「栄養健康教室」を加えて5つがあります。

# クライエント・パス
――病からの回復に向けて――

| 記入開始日: | 年 | 月 | 日 |
|---|---|---|---|
| 氏名 | | | |

# もくじ

- **1P** ……… はじめに
  この冊子の使い方
  あなたの入院治療の目標
- **2P** ……… 4つの大切なこと
  担当治療スタッフ
- **3P** ……… スタッフ役割紹介
- **4P** ……… 入院後1週間まで
- **5P** ……… 初期の目標
- **6P** ……… 回復前期の目標
- **7P** ……… 回復後期の目標
- **8P** ……… 作業療法
  レクリエーション療法
  音楽療法
- **9P** ……… 精神保健福祉相談
  家族チェック欄
- **10P** ……… あなたの週間予定表

---

監修：医療法人 資生会 八事病院 副院長 渡部 和成

編集：八事病院チーム医療対策会議

## 🌼 はじめに 🌼

『クライエント・パス』(あなたの歩む回復への道)は、あなたとチーム医療スタッフが協力して心の病からの回復を図って行くための道しるべです。

あなたの治療目標を一緒に考えることから始め、この道のりのどこに自分がいるのかを確かめながら、あなたの家族と共に回復へ向かって進みましょう。

# この冊子の使い方

1. 3ヵ月以内の退院をひとつの目標としています。
2. 入院期間を、初期(入院〜3週目まで)回復前期(4週目〜8週目まで)回復後期(9週目〜12週目まで)の3つの期間に分けて、治療の段階を考えています。

| 入院期間(3ヵ月以内) | | |
| --- | --- | --- |
| 初期 | 回復前期 | 回復後期 |
| 入院〜3週目 | 4週目〜8週目 | 9週目〜12週目 |

3. スタッフと相談しながら、この冊子に自分で書き入れて行きましょう。
4. 疑問に思ったことや分からないことは、いつでもスタッフに聞いてください。

## 🍀 あなたの入院治療の目標

①
------

②
------

③
------

## ✤ 4つの大切なこと

1. 心の病からおこる症状を理解しよう。
2. 心の病を治す薬の役割を理解しよう。
3. 心の病からおこる障害(生活のしづらさ)を知り、色々な治療法や対処法を学ぼう。
4. 心の病での再入院の防ぎ方を学ぼう。
   ※薬を飲むだけでは十分ではありません。

## ✤ 担当治療スタッフ

● 専門のスタッフがチームを組んであなたの回復をお手伝いします。

| | |
|---|---|
| **医師** | |
| **看護師** | |
| **精神保健福祉士** | |
| **臨床心理士** | |
| **薬剤師** | |
| **作業療法士** | |
| **音楽療法士** | |
| **レクリエーションワーカー** | |
| **栄養士** | |

## 🍀 スタッフの役割紹介

**医師とは…**
医療チームのリーダーで、薬物療法と精神療法によりあなたの回復をお手伝いします。

**看護師とは…**
看護を必要とするあなたに、精神的、身体的、社会的側面から手助けを行います。

**精神保健福祉士とは…**
病気によって生じる様々な悩みや困難(家族関係、経済的問題など)をあなたと一緒に考えます。また、社会資源のご案内、退院に向けての準備をお手伝いします。

**臨床心理士とは…**
心理検査を行い、あなたの性格や心の状態を理解して治療に役立てます。

**薬剤師とは…**
薬のスペシャリストとして、薬の効果や副作用をチェックし、あなたの疑問にお答えします。薬に関するあらゆるサポートをします。

**作業療法士とは…**
身近な活動(作業)を治療に用いて、あなたが早く健康的な生活を取り戻せるようにお手伝いします。

**音楽療法士とは…**
あなたと一緒に、音や音楽を用いた体験を行います。
それを通して、あなたの心と体がより良く整うためのお手伝いをします。

**レクリエーションワーカーとは…**
レクリエーションを介して緊張を和らげたり、意欲を引き出してもらったりしてあなたの病状回復のお手伝いをします。

**栄養士とは…**
毎日の食事に喜びと楽しみを感じて頂けるように栄養バランスのとれたおいしい献立を考えて調理します。
あなたの病状や必要に応じて食事内容を検討し、栄養指導を行います。

## 🍀 入院後1週間まで

入院直後の検査・治療を不安なく受けることができましたか。
☑のようにチェックをしましょう。

| | 入院後1週間まで |
|---|---|
| 説明と検査 | ☐ 入院の告知・行動制限の説明を受けましたか。<br>☐ 病棟オリエンテーションを受けましたか。<br>☐ 血液・尿・レントゲン・CT・脳波・心電図の検査を受けましたか。 |
| 症状 | ☐ 自分のいる場所が分かりますか。<br>☐ 休息はとれていますか。<br>☐ イライラしませんか。<br>☐ 不安はありませんか。 |
| 日常生活動作 | ☐ 食事を摂ることができますか。<br>☐ トイレを利用することができますか。<br>☐ 入浴することができますか。<br>☐ 睡眠はとれていますか。<br>☐ うまく服薬ができますか。 |

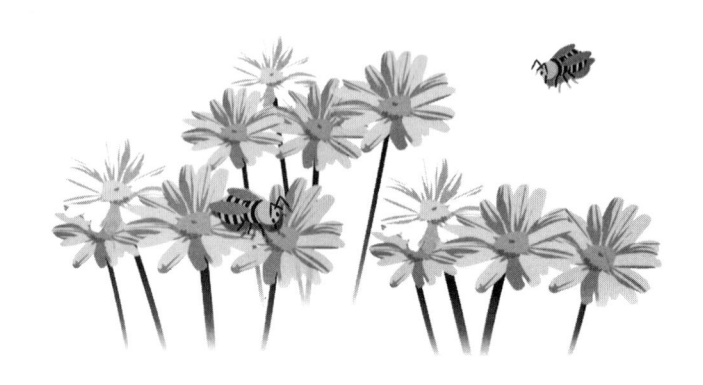

# ✿ 初期の目標

## 辛い精神症状が軽減し、援助を受けて比較的安定した生活ができる。

| 初期（入院〜3週目まで） | | 評価 | | | |
|---|---|---|---|---|---|
| | | 1週 | 週 | 週 | 週 |
| | □ 現在のあなたの目標（ / ）<br>（　　　　　　　　　　　　　　　） | | | | |
| | □ 入院時カンファレンス（ / ） | / | / | / | / |
| | □ 看護面接を受けましたか。 | | | | |
| 症状<br>0:はい<br>1:まあまあ<br>2:いいえ | □ 休息はとれていますか。 | | | | |
| | □ 幻聴や妄想はありませんか。 | | | | |
| | □ 興奮したり攻撃的になったりすることはありませんか。 | | | | |
| | □ 何かに興味を持つことができますか。 | | | | |
| | □ 不安になることはありませんか。 | | | | |
| | □ 状況を理解して適切な判断ができますか。 | | | | |
| | □ 気分が落ち込むことはありませんか。 | | | | |
| | □ 感情が不安定になることはありませんか。 | | | | |
| | □ 病気に対する自覚（病識）はありますか。 | | | | |
| 日常生活動作<br>0:はい<br>1:まあまあ<br>2:いいえ | □ 身だしなみを整えることができますか。 | | | | |
| | □ 水分と食事は十分に摂れていますか。 | | | | |
| | □ トイレを利用することができますか。 | | | | |
| | □ 入浴することができますか。 | | | | |
| | □ 十分に眠れていますか。 | | | | |
| | □ 看護師と一緒に薬を確認して服薬できますか。 | | | | |
| サイコソーシャル<br>プログラム<br>0:はい<br>1:いいえ | □ （　　　　　　　　）に参加していますか。 | | | | |
| | □ （　　　　　　　　）に参加していますか。 | | | | |
| | □ （　　　　　　　　）に参加していますか。 | | | | |
| | □ （　　　　　　　　）に参加していますか。 | | | | |
| コメディカル治療<br>0:はい<br>1:いいえ | □ 作業療法・レクリエーション・音楽療法に<br>　参加していますか。 | | | | |
| 精神保健福祉相談<br>0:はい<br>1:いいえ | □ 自分の入院形態を理解していますか。 | | | | |
| | □ 入院中の不安や問題を相談できますか。 | | | | |
| 評価 | 評価合計 | /37 | /37 | /37 | /37 |

初期のまとめ・課題：

## 回復前期の目標

**主な精神症状が消え、日課に沿ってまとまりのある生活ができる。**

| 回復前期（4週目～8週目まで） | | 評価 | | | |
|---|---|---|---|---|---|
| | | 週 | 週 | 週 | 週 |
| | □ 現在のあなたの目標（　/　）<br>（　　　　　　　　　　　　　　　） | | | | |
| | □ 服薬教室に参加していますか。 | / | / | / | / |
| | □ 退院が計画されていますか。 | | | | |
| 症状<br>0:はい<br>1:まあまあ<br>2:いいえ | □ 幻聴や妄想はありませんか。 | | | | |
| | □ 興奮したり攻撃的になったりすることはありませんか。 | | | | |
| | □ 不安になることはありませんか。 | | | | |
| | □ 状況を理解して適切な判断ができますか。 | | | | |
| | □ 気分が落ち込むことはありませんか。 | | | | |
| | □ 感情が不安定になることはありませんか。 | | | | |
| | □ 病気に対する自覚（病識）はありますか。 | | | | |
| | □ 外出（外泊）を始めていますか。 | | | | |
| 日常生活動作<br>0:はい<br>1:まあまあ<br>2:いいえ | □ 身だしなみを整えていますか。 | | | | |
| | □ 食事を十分摂れていますか。 | | | | |
| | □ 便秘時には薬の申し出ができますか。 | | | | |
| | □ 入浴することができますか。 | | | | |
| | □ 寝つき・目覚めは良いですか。 | | | | |
| | □ 自分の薬を確認して服薬していますか。 | | | | |
| サイコソーシャル<br>プログラム<br>0:はい<br>1:いいえ | □（　　　　　　　　）に参加していますか。 | | | | |
| | □（　　　　　　　　）に参加していますか。 | | | | |
| | □（　　　　　　　　）に参加していますか。 | | | | |
| | □（　　　　　　　　）に参加していますか。 | | | | |
| | □（　　　　　　　　）に参加していますか。 | | | | |
| コメディカル治療<br>0:はい<br>1:いいえ | □ 作業療法・レクリエーション・音楽療法に参加していますか。 | | | | |
| 精神保健福祉相談<br>0:はい<br>1:いいえ | □ 入院中の不安や問題を相談できますか。 | | | | |
| | □ 困っていることを家族に相談できますか。 | | | | |
| 評価 | 評価合計 | /36 | /36 | /36 | /36 |

回復前期のまとめ・課題：

# ❀ 回復後期の目標

病気に対する自覚（病識）、病気かも知れないという感じ（病感）を持ち、退院後の療養生活をイメージできる。自分の問題を家族やスタッフに相談できる。

| 回復後期（9週目〜12週目まで） | | | | | | |
|---|---|---|---|---|---|---|
| | | | 評価 | | | |
| | | | 週 | 週 | 週 | 週 |
| | ☐ 現在のあなたの目標（ / ）<br>（　　　　　　　　　　　　　　　　　　　） | | | | | |
| | ☐ 退院時カンファレンス（ / ） | | / | / | / | / |
| | ☐ 退院前訪問指導（ / ） | | | | | |
| 症状<br>0:はい<br>1:まあまあ<br>2:いいえ | ☐ 幻聴や妄想とうまく付き合えていますか。 | | | | | |
| | ☐ 不安を感じることはありませんか。 | | | | | |
| | ☐ 気分が落ち込むことはありませんか。 | | | | | |
| | ☐ うまく仲間と交流できていますか。 | | | | | |
| | ☐ 状況を理解して適切な判断ができますか。 | | | | | |
| | ☐ 病気に対する自覚（病識）はありますか。 | | | | | |
| | ☐ 外出・外泊がうまくできていますか。 | | | | | |
| 日常生活動作<br>0:はい<br>1:まあまあ<br>2:いいえ | ☐ 身だしなみを整えていますか。 | | | | | |
| | ☐ 楽しく食事ができますか。 | | | | | |
| | ☐ 毎日排便はありますか。 | | | | | |
| | ☐ 気持ちよく入浴ができますか。 | | | | | |
| | ☐ 熟眠感がありますか。 | | | | | |
| | ☐ 自己管理で服薬ができますか。 | | | | | |
| サイコソーシャル<br>プログラム<br>0:はい<br>1:いいえ | ☐ （　　　　　　　　）に参加していますか。 | | | | | |
| | ☐ （　　　　　　　　）に参加していますか。 | | | | | |
| | ☐ （　　　　　　　　）に参加していますか。 | | | | | |
| | ☐ （　　　　　　　　）に参加していますか。 | | | | | |
| | ☐ （　　　　　　　　）に参加していますか。 | | | | | |
| コメディカル治療<br>0:はい<br>1:いいえ | ☐ 作業療法・レクリエーション・音楽療法に参加していますか。 | | | | | |
| 精神保健福祉相談<br>0:はい<br>1:いいえ | ☐ 退院への不安や問題を相談できますか。 | | | | | |
| | ☐ 退院後の生活環境は整っていますか。 | | | | | |
| | ☐ 保健・福祉サービス利用の準備はできましたか。 | | | | | |
| 評価 | 評価合計 | | /35 | /35 | /35 | /35 |

回復後期のまとめ・課題：

# 作業療法・レクリエーション療法・音楽療法

## 目標

| 初期 | 回復前期 | 回復後期 |
|---|---|---|
| ☐ 不安を和らげる<br>☐ 楽しむ体験をする<br>☐ 気分転換・発散する<br>☐ 生活リズムを整える<br>☐<br>☐ | ☐ 生活リズムを整える<br>☐ 自分を表現する<br>☐ 基礎体力の回復をさせる<br>☐ 自信をつける<br>☐ 集中力をつける<br>☐ | ☐ 活動と休息のバランスを身につける<br>☐ 対人交流の練習をする<br>☐ 生活技能の練習をする<br>☐ 仲間作りをする<br>☐ 趣味を広げる<br>☐ |

## 週間計画

### 初期（入院～3週目）

|  | 月 | 火 | 水 | 木 | 金 | 土 |
|---|---|---|---|---|---|---|
| 午前 | | | | | | |
| 午後 | | | | | | |

### 回復前期（4週目～8週目）

|  | 月 | 火 | 水 | 木 | 金 | 土 |
|---|---|---|---|---|---|---|
| 午前 | | | | | | |
| 午後 | | | | | | |

### 回復後期（9週目～退院）

|  | 月 | 火 | 水 | 木 | 金 | 土 |
|---|---|---|---|---|---|---|
| 午前 | | | | | | |
| 午後 | | | | | | |

## 🍀 精神保健福祉相談

### 日常生活の中で困っていることはありませんか。
### (入院中の不安、家族関係、経済的問題など)

**Q 相談したいこと**



**A 相談して分かったこと**



### 退院に向けての不安や問題、課題は何ですか。

**Q 相談したいこと**



**A 相談して分かったこと**

必要な保健・福祉サービス
- ☐ 自立支援医療制度(精神通院)
- ☐ 障害者手帳(精神保健福祉手帳)
- ☐ ホームヘルプサービス
- ☐ 訪問看護
- ☐ その他(             )

## 🍀 家族チェック欄

| | | 3週 | 6週 | 9週 | 12週 |
|---|---|---|---|---|---|
| 0:はい<br>1:いいえ | ☐ 家族教室に参加していますか。 | | | | |
| | ☐ 病気の理解はできましたか。 | | | | |
| | ☐ ゆとりはできましたか。 | | | | |
| | ☐ 看護面接・精神保健福祉士面接を受けていますか。 | | | | |

## ✤あなたの週間予定表

※**書き替えることができるように鉛筆で書きましょう。**

| | 午前 | 午後 |
|---|---|---|
| 月 | | |
| 火 | | |
| 水 | | |
| 木 | | |
| 金 | | |
| 土 | | |
| 日 | | |

# クライエント・パス（患者による治療経過評価）の活用にあたって
―― クリニカルパスからクライエント・パスへ ――

医療法人資生会 八事病院
副院長　渡部 和成

八事病院では,「クライエント・パス」を考案し,統合失調症の急性期入院治療に取り入れている。クライエントとは患者のことであり,パスとは患者の回復への道のことである。つまり,「クライエント・パス」は患者がチーム医療スタッフと相談しながら,自ら病状や回復の程度を評価し問題点を探ることで,自分が今回復への道筋のどの辺りにいて,今後何が必要かを考えながら治療を進めていくものであり,患者が主体の精神科チーム医療を実現するツールとなっている。「クライエント・パス」を用いた入院治療は,患者・家族心理教育と組み合わせることにより,患者が病識を獲得し,病気への取り組み方を考え,主体的に病状をコントロールする姿勢を身につけられるようになる有効な統合失調症治療法であると考える。施設によって最適な「クライエント・パス」は異なるであろうが,当院での「クライエント・パス」の取り組みを紹介してみたい。皆さんの参考になれば幸いである。

### クライエント・パスを利用した患者の退院時アンケート

Q. クライエント・パスがよかった理由

- 評価(自分の状態をスタッフと相談して点数化したこと)することで,自分の状態(病状,症状)を自分で知ることができたから………16人
- 看護師とうまく相談できたから……………………………………16人
- PSW(精神保健福祉士)とうまく相談できたから…………………16人
- 評価するときに,今の自分にとってこれから何が必要かがよくわかったから……………………………………………………………14人
- 入院治療を,目標をもってすることができたから…………………13人
- 評価をするときに,入院期間全体のどのあたりに今自分がいるかがよくわかったから……………………………………………………12人
- その都度気をつけなければいけないことがよくわかったから………12人
- いつもスタッフと一緒に評価できたのがよかったから………………12人
- スタッフの存在をいつも感じられて安心できたから…………………12人

(N=22,男性2名,女性20名,平均年齢30.1歳)

### クライエント・パスを利用した患者を担当した看護師の意見から

- 「意識して患者と関わりをもつようになり,入院初期の観察・看護が以前より充実したし,積極的に治療に参加しているという意識がもてるようになった。」
- 「病気の回復の過程がわかりやすくなって他のスタッフと情報交換がうまくできるようになった。」
- 「何より患者が,クライエント・パスを必要だと受け止めていると感じられた。」

## クライエント・パスの使い方

私は統合失調症の入院治療では3カ月以内での退院を目標としており，3カ月の入院期間を，**初期（概ね入院～3週目）・回復前期（概ね4週目～8週目）・回復後期（概ね9週目～12週目）**の3つの段階に分けて（※初期は，入院後1週間目までの期間を特別に分けている），各段階での入院治療の目標を以下のとおり掲げて治療を進めている。

- **入院後1週間目まで**…入院直後の検査・治療を不安なく受けることができる。
- **初期（その後）**………重い精神症状が軽減し，援助を受けて比較的安定した生活ができる。
- **回復前期**……………主な精神症状が消え，日課に沿ってまとまりのある生活ができる。
- **回復後期**……………病気に対する自覚（病識），病気かも知れないという感じ（病感）をもち，退院後の療養生活をイメージできる。自分の問題を家族やスタッフに相談できる。

患者は入院経過を通してクライエント・パスの冊子を自己管理し，病状と治療経過を，はい（0点）・まあまあ（1点）・いいえ（2点）の3段階，または，はい（0点）・いいえ（1点）の2段階で評価する。各評価項目ごとの満点は表のようになっている。

|  | 初　　期 | 回復前期 | 回復後期 |
|---|---|---|---|
| 症状 | 18 | 16 | 14 |
| 日常生活動作 | 12 | 12 | 12 |
| サイコソーシャルプログラム* | 4 | 5 | 5 |
| コメディカル治療 | 1 | 1 | 1 |
| 精神保健福祉相談 | 2 | 2 | 3 |
| 評価合計** | 37点 | 36点 | 35点 |

*サイコソーシャルプログラムは施設ごとの実施プログラム数に合わせて合計点を案分する。（例：初期のサイコソーシャルプログラムが2項目の施設では，各項目でいいえを2点とする）

**評価の合計点が7点以下であると次の段階へ進むことができる。評価を繰り返しても7点以下にならない場合は，各期の相当する週数を経過した頃に次の段階に進む。

その他，期ごとに，まとめと課題，治療の週間予定表，コメディカル治療の目的と各期間における週間計画，精神保健福祉相談の内容を書き込むことができるようにしている。さらに家族とよくコミュニケーションが図れるように，家族が病気の理解，家族教室への参加状況などについてチェックする「家族チェック欄」を設けている。

## 【参考資料】

①新しい統合失調症治療—患者と家族が主体のこころの医療—．渡部和成：アルタ出版，2006．
②初発および再発統合失調症の急性期入院症例におけるクライエント・パス（患者による治療経過評価）を利用した治療経過の特徴．渡部和成：精神医学 49(2)：161-169，2007．

# 文　献

## 第 1 章

1）原田誠一：正体不明の声．アルタ出版，東京，2002.
2）渡部和成：新しい統合失調症治療—患者と家族が主体のこころの医療—．アルタ出版，東京，2006.
3）渡部和成：統合失調症をライトに生きる—精神科医からのメッセージ．永井書店，大阪，2007.
4）渡部和成：統合失調症における退院後3年通院率にみる患者・家族心理教育の効果．臨床精神医学 37: 69-74, 2008.

## 第 2 章

1）エイメイソン，C.S.（訳　松島義博，荒井良直）：家族のための精神分裂病入門．星和書店，東京，2001.
2）加藤敏：統合失調症の語りと傾聴．金剛出版，東京，2005.
3）シュビング，G.（訳　小川信男，船渡川佐知子）：精神病者の魂への道，みすず書房，1966.
4）渡部和成：新しい統合失調症治療—患者と家族が主体のこころの医療—．アルタ出版，東京，2006.
5）渡部和成：統合失調症をライトに生きる—精神科医からのメッセージ．永井書店，大阪，2007.

6）渡部和成：統合失調症家族のEE（感情表出）と家族心理教育の効果との関係．精神神経学雑誌，2008特別号，S364.

## 第3章

1）伊藤弘人：精神医学とクリニカルパス．精神医学 47: 6-18, 2005.
2）渡部和成：患者・家族心理教育は統合失調症の長期予後を良好にする Ⅰ．ビデオを利用した認知集団精神療法の統合失調症治療における効果．臨床精神薬理 7: 1341-1353, 2004.
3）渡部和成：患者・家族心理教育は統合失調症の長期予後を良好にする Ⅱ．家族心理教育の統合失調症治療における効果．臨床精神薬理 7: 1355-1365, 2004.
4）渡部和成：新しい統合失調症治療―患者と家族が主体のこころの医療―．アルタ出版，東京，2006.
5）渡部和成：初発および再発統合失調症の急性期入院症例におけるクライエント・パス（患者による治療経過評価）を利用した治療経過の特徴．精神医学 49: 161-169, 2007.
6）渡部和成：統合失調症入院患者の家族の心理教育への参加態度と退院後2年非再入院率との関係．精神医学 49: 959-965, 2007.
7）渡部和成：急性期統合失調症における olanzapine 口腔内崩壊錠または risperidone 内用液単剤による入院治療経過の特徴．臨床精神薬理 10：995-1002, 2007.
8）渡部和成：統合失調症をライトに生きる―精神科医からのメッセージ．永井書店，大阪，2007
9）渡部和成：統合失調症における退院後3年通院率にみる患者・

家族心理教育の効果．臨床精神医学 37: 69-74, 2008.
10) 渡部和成：Olanzapine あるいは risperidone 単剤で入院治療を行った統合失調症患者の退院後の非再入院率と通院単剤治療継続率の検討．臨床精神薬理 11：2075-2084，2008.
11) 渡部和成：病識のない慢性統合失調症通院患者に対する短期教育入院の試み．精神科治療学 24：133-137，2009.

## 第4章

1) Carlsson, A. and Lecrubier, Y.: Progress in Dopamine Research in Schizophrenia. Taylor & Francis, UK, 2004.
2) 上島国利：統合失調症とアリピプラゾール―その位置づけと臨床評価―．医薬ジャーナル社，東京，2007.
3) 菊地哲郎：新しい統合失調症治療薬アリピプラゾール（エビリファイ®）の登場．脳 21，9：473-478，2006.
4) 菊地哲郎，廣瀬毅：新規抗精神病薬アリピプラゾール―ドパミン $D_2$ 受容体パーシャルアゴニスト．脳の科学，25：579-583，2003.
5) 宮本聖也：統合失調症の本態―脳内で何が起きているのか．臨床精神薬理 9：377-388，2006.
6) 竹内啓善，渡邉衡一郎：Aripiprazole の薬理作用・臨床成績・ガイドラインとアルゴリズムにおける位置づけ．脳 21，9：425-432，2006.
7) 渡部和成：新しい統合失調症治療―患者と家族が主体のこころの医療―．アルタ出版，東京，2006.
8) 渡部和成：統合失調症をライトに生きる―精神科医からのメッ

セージ．永井書店，大阪，2007．

## 第5章

1) 田亮介，八木剛平，田辺英，渡邉衡一郎：精神疾患におけるレジリエンス研究．臨床精神医学 37: 349-355, 2008.
2) 加藤敏：統合失調症の語りと傾聴．金剛出版，東京，2005．
3) 小林聡幸：統合失調症のレジリアンス．精神神経学雑誌，2008 特別号，S238.
4) Liberman, R.P. et al.: Social Skills Training for psychiatric Patients. Pergamon Press, 1989.
5) Lidstone, S.C. and Stoessl, A.J.: Understanding the placebo effect: Contributions from neuroimaging. Mol. Imaging Biol., 9:176-185,2007.（文献紹介；竹村隆太：プラセボ効果を理解する―神経画像法による貢献．精神科治療学 23：901-907, 2008.)
6) 渡部和成：統合失調症をライトに生きる―精神科医からのメッセージ．永井書店，大阪，2007．

# あとがき

　本書では，統合失調症から回復するための患者のコツ，家族のコツ，医療者のコツという3つのコツについて詳しく述べさせていただきました。また，薬物療法での重要な要素についてもお話ししました。どんなことでもコツを身につけるのは大変ですが，とりわけ統合失調症の患者さんが病気克服のコツを理解し身につけて活用するには，時間がかかることだろうと思います。

　患者さん，ご家族，医療者のすべての人々が，統合失調症を回復できる病気だと正しく理解し，患者さんは"精神"の顕現としての回復への希望と意欲を持ち続け，ご家族と医療者は統合失調症と統合失調症治療に対する視点を変え，患者さんが回復への努力を続けられるように，励ますことができるようになることが大切だと思います。

　今回本書で述べましたそれぞれの回復へのコツを患者さん，ご家族，医療者が習得し持ち寄ってもらって，患者さんが無理することなく，少しずつ自信を回復し，安心を拡大し，社会に参加できるようになられることを期待しております。コツ，コツ，コツと回復に向けて進みましょう。

　本書をお読みいただいて本当にありがとうございました。読者の皆様からの忌憚のないご意見やご批判をいただければ幸いです。

　最後に，本書をまとめる機会をいただき，また執筆から出版に

至るまで変わることなく励まし続けていただいた関係各位に心より感謝申し上げます。

　　　2009 年 2 月

　　　　　　　　　　　　　　　　　　　　　　　　　　渡部和成

# 索 引

180 度転換　13
1 日薬用量　12, 40, 86, 87
1 年非再入院率　37, 38, 62
3 年非再入院率　22, 23
agonist　81
antagonist　80, 81, 82
aripiprazole　10, 12, 14, 54, 56, 57, 68, 70, 79, 80, 81, 83, 84, 85, 86, 87, 88, 89, 90, 91, 92, 93, 94, 95, 96, 97, 98, 99, 100, 101, 102, 104, 105, 106, 107
　──の効果　83
　──の使い方　87
benzodiazepine　55, 86
BMI　11
BPRS　66, 68, 70, 72, 73
calming　56
chemical lobotomy　85
chlorpromazine　12, 53, 79
chlorpromazine（CP）換算　40, 73
　──薬用量　73
$D_2$ 受容体　53, 80, 89
　──（の）拮抗薬　12, 80
　──（の）部分作動薬　12, 54, 80
dopamine　80
dopamine system stabilizer（DSS）　54, 81
EE　34, 36, 37, 38, 43
　──の構成要素　36
　　家族の──　43
EPS　54, 79
expressed emotion　34, 36, 43
Family Attitude Scale（FAS）　36
haloperidol　12, 59, 66, 79, 103
high EE　34, 36, 37, 38, 41
　──家族　37
lithium carbonate　56
lorazepam　10, 12, 14, 56, 86, 90, 91, 93, 96, 97
low EE　36, 37, 38, 41, 42
　──家族　35, 36, 37
olanzapine　62, 80
partial agonist　80, 82
resilience　109
risperidone　62, 80
S/N 比　84
sedation　56
sodium valproate　55, 56, 86, 90, 93, 96
SST　76
TD　79
VPA　86, 87

## あ行

相手の立場に立った理解　34, 51
愛の距離　46, 49
明るい表情　7

アゴニスト　82
焦り　30
温かく包み込む　34
温かな心　45
温かみ　36
頭　84, 106
新しい集団精神療法　11, 14, 65, 113
ありのまま　33
アリピプラゾール　54, 79
アンケート　16, 76, 94, 96, 128
安心　9, 16, 25, 39, 41, 42, 43, 45, 46, 50, 62, 76
安全性　83
アンタゴニスト　80, 82
暗中模索　32
怒り　44
生き抜こうとする力　110
医師　6, 65, 70, 76, 77, 118, 119
医師-患者関係　63
維持　88, 101
　　——期　60
　　——薬用量　101
　　——用量　90
一生　25, 28
一本足　57, 58
医療者　13, 53, 62, 77, 85, 110
　　——が主体　63
医療保護入院　18, 20, 47, 93
陰性症状　3, 55
　　——改善作用　81

　　——の改善　55
インフォームド・コンセント　14, 60
打ち克つ努力　39
栄養健康教室　11, 65, 113
エネルギー　46
　　——を維持　39, 50
エビリファイ　12, 54, 94
エンドレス　29, 68, 76
同じ境遇　50
同じ悩み　32
重い精神症状　129
オランザピン　54, 80
恩恵　61

### か行

開始時　36, 37
回転ドア現象　27
回復　4, 5, 7, 8, 9, 11, 15, 23, 32, 33, 38, 42, 45, 50, 51, 57, 58, 110, 112, 117
　　——後期　13, 94, 96, 113, 116, 117, 123, 124, 129
　　——する病気　22
　　——前期　13, 94, 113, 116, 117, 122, 124, 129
　　——の過程　128
　　——の程度　127
　　——への自信　16
　　——への近道　26
　　——への道　117, 127
　　——への道筋　127

索引

――力　109, 110
外来　15, 75
隔離　59, 60, 93, 95
家族　65, 110, 130
　――のあり方　33
　――のサポート　75
　――の視点　29, 50
　――の態度　43
　――の力　42, 50
　――の仲間　28, 29, 30, 32, 38, 39, 50
　――の雰囲気　42
　――の変化　40, 42
　――の役割　31, 32, 38
　――面接　16
家族教室　17, 29, 30, 31, 32, 34, 36, 37, 38, 48, 49, 65, 67, 68, 69, 72, 76, 125, 130
　――の効果　33
家族心理教育　17, 29, 30, 35, 36, 38, 39, 40, 41, 42, 43, 65, 72, 74, 76, 109
　――の効果　35
　――の役割　35
過鎮静作用　83
活性化　84, 85, 107, 111, 112
家庭環境　109
家庭のあり方　42, 50
悲しみ　50
簡易精神症状評価尺度　66
看護　128

――師　6, 13, 14, 20, 45, 49, 62, 65, 70, 76, 77, 104, 118, 119, 121, 128
――状況　77
患者-家族間　49, 50
患者-家族関係の調整　65, 72, 74
患者家族合同面接　49, 65, 67, 69, 72, 74
患者・家族心理教育　127
患者・家族の疾患理解　65
患者教育　58
患者（さん）が主体　63, 127
患者（さん）自身　7, 13
患者心理教育　8, 10, 11, 13, 15, 16, 17, 19, 20, 21, 22, 23, 40, 41, 42, 43, 48, 49, 57, 59, 60, 64, 65, 67, 68, 69, 70, 71, 72, 73, 74, 76, 93, 94, 95, 96, 109, 112
　――参加度　13, 65
　――の適正化　64
患者の仲間　30
患者への接し方　42
患者理解　72
感情　107, 121, 122
　――的交流　49
　――表出　34, 35, 36, 43
　――レベル　11
　――を介して　7
感性　107
感想　8, 11
感動　106
カンファレンス　77

管理　20, 25, 64
聞き流し　49
聴く　44
絆　39
期待　111, 112
拮抗薬　80, 82
機能異常　3
気分　121, 122, 123
　　——安定剤　55, 56
希望　24, 26, 56, 111, 112
基本症状　55
基本（的な）態度　34, 42, 51
偽薬　111
急性期　60, 62
　　——単剤治療　101
　　——治療　61
　　——入院治療　13, 59, 127
　　——のツール　13
教育　75
　　——入院　66, 70
　　——を意識した診察　73
強化　25, 39, 44, 51
共感　34, 51
教師役　30
強度比　84
恐怖　45
拒否　20, 45, 66, 95
拒薬　40
　　——傾向　92
切り替え　101, 105

緊張型　59
薬の効果　15, 112
薬の作用　56
薬の副作用　14
薬の役割　118
区別　43, 71, 84, 98
クライエント・パス　13, 16, 53, 61, 62, 65, 67, 68, 74, 76, 93, 94, 96, 113, 115, 117, 127, 128, 129
クリニカルパス　13, 53, 61, 127
苦しさ　49, 50
苦しみ　46
クロルプロマジン　53, 79
クロルプロマジン換算　12, 40
訓練　15, 23, 75, 76
　　——の援助　76
経口薬　60
軽症　86, 87
結合　80
幻覚　21
幻覚妄想　67
　　——状態　103
元気　32
現実　43, 98
　　——刺激　84
　　——との区別　24
　　——の声　71
現実世界　9, 22, 25, 27, 45
　　——の言葉（声）　24
建設的　72

幻聴　3, 6, 8, 10, 11, 13, 14, 15, 16, 17, 18, 24, 25, 41, 42, 43, 44, 47, 49, 63, 66, 67, 70, 71, 72, 84, 92, 93, 94, 96, 97, 98, 100, 102, 103, 107, 121, 122, 123
　——教室　11, 14, 65, 94, 113
　——との闘い　24
　——の擬似体験　29
　——への対処　25
幻聴君と妄想さんを語る会　8, 11, 13, 15, 16, 21, 22, 48, 60, 65, 69, 97, 113
減量　90, 96
抗うつ薬　91, 111
効果発現　101
　——・維持薬用量　101, 102
　——薬用量　101
攻撃的　121
抗精神病薬　12, 17, 18, 23, 40, 45, 53, 54, 55, 68, 70, 73, 79, 83, 85, 101, 102, 112
拘束　59
肯定　43, 44
　——的コメント　36
行動制限　104
　——の説明　120
合同面接　49
抗病力　109
興奮　3, 6, 28, 40, 44, 56, 66, 67, 72, 74, 93, 121, 122
高力価　12
告知　120

心　38, 39, 51, 110
　——のエネルギー　24, 25
　——の荷　39, 50
　——の病気　2, 3, 110
　——の病　117, 118
　——の余裕　38
　——を揺さぶられる経験　7
言葉を介して　7
コミュニケーション　23, 27, 47, 50, 51, 65, 74
コメディカル　77
　——スタッフ　14, 70, 76
　——治療　76
固有　110
　——活性　80, 81, 83, 89
孤立　6

## さ行

サイコソーシャルプログラム　113
最初期　60
再発・再燃　27, 35, 58
最良の方法　8
作業所　48, 49, 76
支え合う集団　30
雑音　84
冊子　11, 117, 129
作動　81
　——物質　80
サポート　43, 49, 76, 106
作用　57

——態度　82
　　——特徴　56
　　——メカニズム　79, 80
刺激　44
　　——せず　45
思考　53, 106
　　——の転換　31, 34, 38, 50, 53
自己管理　26, 123, 129
自己決定権　39
自己治癒　110
自己評価　67
思春期　27
自助組織　11
自信　77, 105
　　——の回復　69
静かな心　33
自責の念　34
自然　46
　　——体　33
　　——治癒力　110
疾患（の）理解　11, 65, 66, 72, 74
疾病抵抗性　109
失望　32
至適用量　95, 98
視点　31, 53, 61
　　——を変える　62, 63
シナプス後部 $D_2$ 受容体　81
シナプス後部位ドーパミン $D_2$ 受容体　82
自認　24

自分で知る　61
自閉　8, 11, 13, 26, 27, 28, 45, 68, 96
　　——した世界　22
　　——的　47
社会機能　27
　　——の低下　3
社会参加　25, 48, 58, 59, 69, 107
社会生活技能訓練　76
社会的動物　57
社会復帰　11, 18, 19, 20, 42, 62
遮断　81, 82
　　——作用　53
　　——薬　80
重症　86, 87, 95
重症度　86
　　——別　86
集団精神療法　8
集団療法　29, 65
集約的　72
終了　36, 37, 38
　　——家族　38
　　——後　38
　　——時　36, 96
主体的　63, 127
　　——治療態度　74
受容　34, 51
　　——体　53
　　——的　48
使用開始時薬用量　101, 102
上下関係　63

症状　65, 120, 121, 122, 123, 129
　——に負けない心　39
　——への対処法　70, 110
焦燥　56
情緒的巻き込まれすぎ　36
情動不安定　40, 41, 92
情報交換　31, 128
　——の場　29
初期　13, 16, 18, 86, 94, 113, 116, 117, 121, 124, 129
　——用量　87, 88, 90
職場復帰　16
初発　100
　——患者　100
処方　18, 56, 60, 70, 75
　——経過　88
　——の変更　74
神経伝達　81, 82
　——物質　53, 80
信号　46, 84
　——伝達　80
　本当の——　84
侵襲的　60
人生　6, 22, 24, 35, 100
身体の器官　4
身体の病気　3
真の病状の把握　73
信頼　39, 41, 76
　——関係　63
心理社会的療法　53, 57, 58, 67, 68

心理的要因　46
親和性　80
錐体外路系副作用　81
錐体外路症状　54, 79
スイッチング　101, 102, 104, 105, 106
睡眠　120
　——薬　12, 45, 46, 90, 91, 93
スタッフ　77
　——の存在　62, 128
ストレス　5, 16, 109
素直な病状の吐露　73
素直な理解　8
スライド　11
静穏　56, 57, 83, 84, 86, 87, 91
生活習慣の改善　66
生活のしづらさ　118
生活のパターン　107
生活（の）リズム　16, 46
脆弱性　109
脆弱性-ストレス-対処モデル　109
精神　38, 39, 109, 110, 112
　——的不調　64, 68
　——の絆　38, 51
精神科ソーシャルワーカー　13, 14, 70, 77
精神症状　11
　主な——　129
精神保健福祉士　62
精神療法　8, 74, 119
生来　112

——的　110
生理的変化　111
責任　77
積極的　63
セッション　29, 77
絶望　3
占拠　89
前頭前野　85
前頭葉　3, 55, 83, 84, 85, 107, 111, 112
　　——機能　84
　　——切截術　85
　　——の活性化　85, 107, 111, 112
　　——の賦活　84, 85, 105
戦友　32
戦略　32
早期　18, 60, 86
相談　13, 45, 47, 51, 62, 64, 70, 128
　　——相手　63, 76
促進　81, 82
側頭葉　3

## た行

第1世代　12
　　——の抗精神病薬　79, 85, 86
第2世代　12
　　——（の）抗精神病薬　40, 79, 80, 105
第3世代　12
　　——（の）抗精神病薬　12, 80
体験　7, 8, 9, 11

対処　24, 46, 56, 72, 73, 109, 110
　　——の基本　24
　　——の仕方　44
　　——法　8, 11, 14, 16, 17, 24, 25, 28, 41, 49, 58, 59, 65, 67, 98, 118
ダイナミック　18, 60
　　——な薬の処方　60
大脳辺縁系　3, 55, 83
タイミング　45, 75, 88, 89, 90, 91
大量療法　12, 105
対話　51
多剤併用大量療法　40, 85, 86, 103
多剤併用療法　12
多職種間の情報交換　77
多面的　77
短期教育入院　64, 65, 66, 68, 70, 71, 72, 73, 74, 75
単剤　59, 87, 106
　　——大量　60
　　——治療　101, 102, 103
　　——低用量　60
　　——療法　12, 17, 40, 55, 100, 103, 105
弾力　109
チーム医療　65, 76, 77, 117
　　——スタッフ　46, 127
注意　26
　　——集中困難　3
　　——集中力　84
　　——を他へ向ける　24, 25

中断　37, 38
　　——家族　38
治癒力　110
長期　85
　　——効果　22, 23
　　——の療養　27
治療　29, 77, 101
　　——意欲　75
　　——開始時　86, 91
　　——経過　61, 67, 100, 129
　　——経過評価　65, 113, 127
　　——形態　18
　　——効果　66, 75, 84, 88, 111
　　——システム　62, 65
　　——上の役割　30
　　——戦略ノート　11
　　——的意義　70, 71, 72
　　——的態度　46
　　——（の）工夫　17, 74, 75
　　——のゴール　86
　　——の栞　11
　　——の主役　62
　　——法　11, 85, 118
　　——方針　77
　　——目標　117
鎮静　53, 56, 83, 84, 86, 100
　　——化　85
通院　22, 64, 86, 87
　　——患者　11
　　——中断　22, 37, 59
　　——薬物療法　89, 90
ツール　13, 61, 127
都合の良い考え　33
定型抗精神病薬　12, 54, 55, 59, 79, 82
抵抗感　64, 74
抵抗力　109
低用量　102
低力価　12
敵意　36
適正化　64, 74, 75
適切な治療　58
適切な判断　121, 122, 123
適切な薬物療法　18, 76
適当用量　88
手のふるえ　54, 79
転換　53
ドイツ式　38, 39, 110
等価用量　40
「統合」，「失調」，「症」　4, 6
統合失調症患者　83, 109, 110
統合失調症治療　4, 18, 39, 75, 76, 86
　　——効果　83
　　——の全体　32
　　——の全体像　33
　　——法　127
　　——薬　12, 53, 55, 56, 79, 84
統合失調症（の）理解　7, 8
同志　30
糖尿病　27, 66, 99
　　——治療　70

ドーパミン　53, 80, 83, 111
　——仮説　53
　——活性　83
　——系　83, 84
　内因性——　80
ドーパミン$D_2$受容体アンタゴニスト　82
ドーパミン$D_2$受容体パーシャルアゴニスト　82
ドーパミン作動性神経伝達　81, 82
　——過剰時　82
ドーパミン神経系　55
　——安定化薬　12, 54, 81
ドーパミン-セロトニン拮抗薬　54

### な行

内在　110
内的言語　22
内的世界　6, 8, 27, 45
　——の言葉（声）　24
治される人　63
治す人　63
仲間　8, 24, 48, 123
　——の存在　29
嘆かず　51
難治入院症例　102, 104
ニーズ　61
二足歩行　57, 59
　人間の——　57
日常生活　11, 17, 77
　——動作　13, 65, 120, 121, 122, 123, 129
日課　16, 122
二本足　57, 58
日本人の特徴　36
入院　86, 87
　再——　22, 26, 37, 40, 41, 47, 59, 103, 118
入院期間　41, 117
　——全体　16, 128
　——の短縮化　42
入院急性期　59
入院経過　129
入院形態　121
入院時カンファレンス　14, 121
入院初期　128
入院治療　62, 88, 127, 128
　——開始時　88
　——経過　13
　——の目標　13, 117, 129
　——法　37
入院薬物療法　87
任意入院　10, 68, 97
人間性　85, 86, 107
人間らしさ　57
認知機能　59, 84
　——改善作用　57, 81
　——障害　3, 26, 55
認知集団精神療法　11
忍容性　83, 102

脳　106
　——手術　85
　——内　112
　——内 $D_2$ 受容体占拠率　80
　——の器質的異常　109
　——のはたらき　107
　——の病気　3, 14, 27, 29
ノーマライゼーション　22, 39, 58, 86

## は行

場　73, 76
パーシャルアゴニスト　80
励ます態度　46
バルプロ酸ナトリウム　55, 56, 86, 87
ハロペリドール　59, 79
判断　26
判断力　84
　——低下　3
反発力　109
被害妄想　25, 96
引きこもり　3, 6, 45
非再入院率　39
否定　43, 44, 66
非定型　79
　——抗精神病薬　12, 54, 55, 57, 59, 60, 79, 80, 103
ビデオ　8, 11, 21, 48, 60, 69
非難　34
否認　5, 6, 22, 28, 75
批判的コメント　36

肥満度　11
肥満防止　11
評価　13, 61, 62, 127, 128
　治療の——　61
　——の主体　13
病感　64, 123, 129
病気回復　29, 50
病気との付き合い方　19
病気の理解　1, 2, 48, 67
病識　7, 8, 9, 11, 14, 16, 17, 18, 21, 22, 25, 28, 34, 48, 58, 60, 63, 64, 65, 67, 69, 71, 72, 73, 74, 75, 96, 97, 98, 121, 122, 123, 127, 129
　——（の）獲得　62, 65, 76
病状　20, 127, 129
　——安定　42, 50
　——改善効果　105
　——回復　119
　——軽減　60
　——の安定化　71
　——（の）改善　58, 69, 72, 98, 106
　——否認　71
　——評価　96
病的状況　6
病的な世界　6, 9
病名　4, 5, 22, 96, 100
病名告知　10, 18, 20, 40, 60, 66, 68, 69, 71, 76, 97, 99
　自然な——　11, 61
不安　30, 32, 45, 49, 66, 120, 121, 122,

123, 125
フォーラム S　11, 15, 65, 71, 98, 113
賦活　53, 56, 57, 83, 84, 85
副作用　12, 54, 55, 56, 79, 80, 102, 119
復習的要素　29
腹側線条体　111
服薬　120, 121, 122, 123
　——アドヒアランス　53, 59, 62, 63, 64
　——教室　122
　——コンプライアンス　53, 62, 63
　——中断例　92
　——の必要性　63
不治の病　4
普通　26, 84, 85, 106, 107
　自己制限を課した中での——　26
　条件付きの——　26
物理学　109
物理的・空間的　27
　——な引きこもり　45
部分作動薬　80, 82, 89
不変　92
　——の精神　39
　——のもの　39
プラセボ　111
　——効果　111, 112
フリートーク　11
併用　86, 90, 97
　——薬　87
　——療法　66

辺縁系機能　84
変化　31, 49
勉強　24, 28, 29, 32, 34, 35, 38, 42, 50, 76
　病気の——　10
勉強会　10, 29, 68, 69, 96
　エンドレスの——　29, 30, 69
偏見　3, 4, 5, 28
ベンゾジアゼピン系（の）抗不安薬　12, 55, 56, 86, 87, 90
防衛方法　45
防御因子　109
暴力　8, 11, 28, 40, 47
補助薬　18, 55, 56, 60, 90, 91
本当の薬　111

### ま行

前向き　32, 42
　——な態度　69
間違った解釈　22, 25
慢性期のスイッチング　101
慢性疾患　27, 54, 66
慢性通院患者　34, 64, 71, 74
見かけ上の病状の改善　58
みすみ会　29, 30
道しるべ　117
無視　24, 25, 49
無条件の愛　34, 51
無力感　3
命令・禁止　47, 51

メイン　83
　——の効果　84
メカニズム　55, 105, 112
メッセージ　38
メディカル　77
妄想　3, 6, 8, 10, 11, 13, 14, 16, 17, 18, 21, 24, 25, 41, 42, 43, 44, 47, 49, 66, 67, 71, 84, 92, 93, 94, 97, 98, 100, 104, 121, 122, 123
目標　24, 62, 128
問題解決法　29, 47

## や行

薬物調整　64, 70
薬物治療　55, 93
　——の適正化　65
薬物の調整　66, 74
薬物療法　10, 12, 17, 18, 40, 53, 57, 58, 59, 60, 64, 66, 68, 70, 71, 74, 96, 97, 103, 119
　——の基本　63
　——の適正化　73
薬用量　40, 73, 74, 80, 88, 101
優しさ　107
病からの回復　112, 115
やる気　107
病んだ心　110
有用性　81, 83, 96
陽性症状　3, 55, 89
　——改善作用　81

用量　18, 86, 88, 90, 98
　——設定　90, 101
抑うつ症状　3
抑制　81, 82
横の関係　63
寄り添って生きていく　33, 50
鎧　9

## ら行

ライト会　11
リスペリドン　54, 80
リズム　46
理性を介する　7
リチウム　56
リハビリ　11
リハビリテーション　29
レジリエンス　109, 110, 112
ロボトミー　85
　化学的——　85
ロラゼパム　56, 86

**渡部和成**（わたべ　かずしげ）

　1951年愛知県生まれ。1977年3月名古屋市立大学医学部卒業。同年4月愛知学院大学歯学部助手（大脳生理学）、1982年12月同講師。この間の1981年から1982年、アメリカ・カリフォルニア工科大学生物学部リサーチフェロー（神経生物学）。1987年4月八事病院（愛知県）精神科医師、1997年9月同副院長。2009年4月恩方病院（東京都）副院長。2012年4月北津島病院（愛知県）院長代行ならびに同病院統合失調症治療センター長、現在に至る。

　医学博士。専門は統合失調症治療。

　著書には、『新しい統合失調症治療―患者と家族が主体のこころの医療』（アルタ出版、2006年）、『統合失調症をライトに生きる―精神科医からのメッセージ』（永井書店、2007年）、『統合失調症に負けない家族のコツ―読む家族教室』（星和書店、2010年）、『図解決定版　統合失調症を乗り越える！正しい知識と最新治療』（日東書院本社、2010年）、『統合失調症からの回復を願う家族の10の鉄則』（星和書店、2011年）、『統合失調症患者を支えて生きる家族たち』（星和書店、2012年）がある。学術論文は、臨床精神薬理、精神科治療学、精神医学、臨床精神医学の4誌に多数発表している。

　第4回臨床精神薬理賞優秀論文賞受賞（2008年）。

### 統合失調症から回復するコツ

2009年3月12日　初版第1刷発行
2012年5月11日　初版第6刷発行

著　者　渡　部　和　成
発行者　石　澤　雄　司
発行所　㈱星　和　書　店
　　　　〒168-0074　東京都杉並区上高井戸1-2-5
　　　　電話　03（3329）0031（営業部）／03（3329）0033（編集部）
　　　　FAX　03（5374）7186（営業部）／03（5374）7185（編集部）
　　　　http://www.seiwa-pb.co.jp

Ⓒ2009　星和書店　　　　Printed in Japan　　ISBN978-4-7911-0697-4

・本書に掲載する著作物の複製権・翻訳権・上映権・譲渡権・公衆送信権（送信可能化権を含む）は㈱星和書店が保有します。
・ JCOPY 〈（社）出版者著作権管理機構　委託出版物〉
　本書の無断複写は著作権法上での例外を除き禁じられています。複写される場合は、そのつど事前に（社）出版者著作権管理機構（電話 03-3513-6969,
　FAX 03-3513-6979, e-mail：info@jcopy.or.jp）の許諾を得てください。

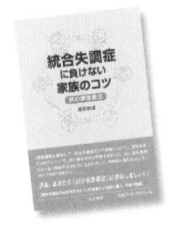

# 統合失調症に負けない家族のコツ
## 読む家族教室

[著] 渡部和成　四六判　160頁　1,500円

## さあ、あなたも「読む家族教室」に参加しましょう！

統合失調症から患者さんが回復するには、ご家族にもコツが必要である。さらに、ご家族自身が統合失調症に負けないコツを身につけることも重要である。本書は「読む家族教室」という読者参加型のスタイルをとり、統合失調症という病気について、適切な対応の仕方について、ライブの感覚で、生きた情報を伝えている。『統合失調症から回復するコツ』の著者がご家族に贈る、待望の続編。

発行：星和書店　　http://www.seiwa-pb.co.jp　　価格は本体（税別）です

# 統合失調症
## からの回復を願う家族の
## 10の鉄則

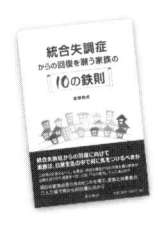

[著] 渡部和成

四六判　200頁　1,600円

統合失調症に打ち勝ち、統合失調症からの回復を実現させるために、ご家族は日常生活を送る中で具体的にどういうことに気をつければよいのでしょうか。
患者さんの病からの回復を願うご家族が統合失調症治療を実践的な側面から理解して、明日のご家族の在り方のヒントを得ていただけるように、ご家族に日常生活の中で留意していただきたいことを「10の鉄則」にまとめました。
患者さんの回復をサポートしながら、ご家族自身も生き生きと豊かな人生を送れるようになるヒントが満載です。
『統合失調症から回復するコツ』『統合失調症に負けない家族のコツ』の著者がご家族に贈る、待望の第3弾。

---

発行：星和書店　http://www.seiwa-pb.co.jp　価格は本体(税別)です

# 統合失調症患者を支えて生きる家族たち

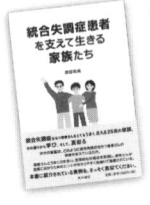

[著] 渡部和成
四六判　160頁　1,500円

　統合失調症の患者さんを上手にサポートできるようになった家族。統合失調症からの回復に向けて、それらの家族の「真似をする」ことが、効果的な対処法を実践できるようになる近道である。本書では、著者が家族会や外来診察室などで出会った家族の中から、統合失調症という病気をよく理解し、患者さんととてもうまく付き合っている素晴らしい家族を25例紹介する。全国の統合失調症の患者さんを持つ家族が、本書に紹介した家族の統合失調症治療への理解と対処の「真似」をすることにより、患者さんのみならず家族自身が元気になるヒントと安心を得ることができる。患者さんの病からの回復のために、家族として大事な役割を学び、良い対処法を実践している家族の例を読んで、さっそく「真似」をしよう。家族が体験から発した言葉は、すべてのご家族のヒントになる。

発行：星和書店　http://www.seiwa-pb.co.jp　価格は本体(税別)です